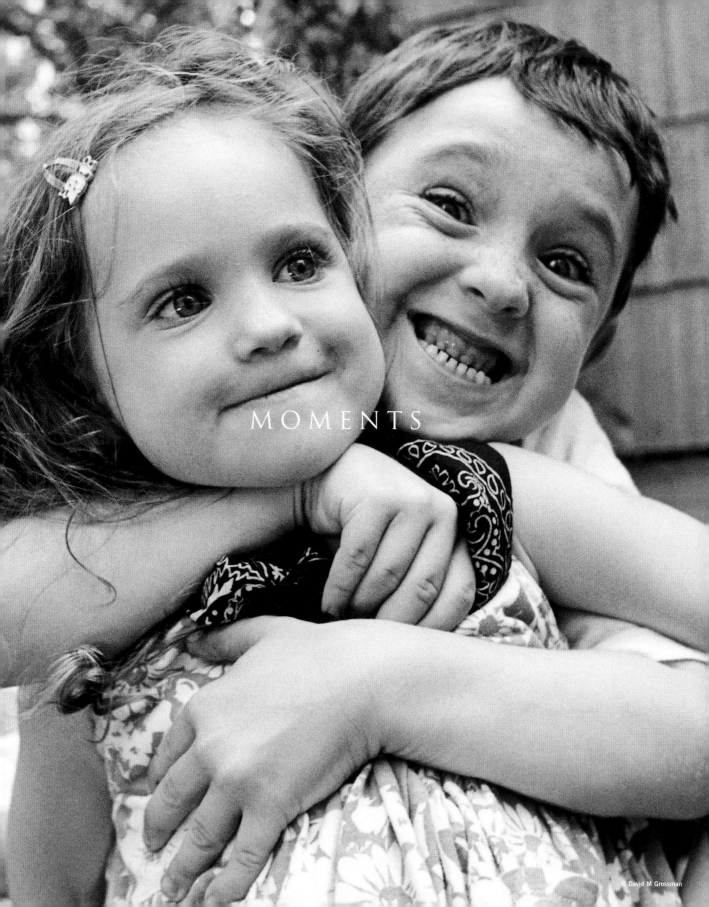

MOMENTS

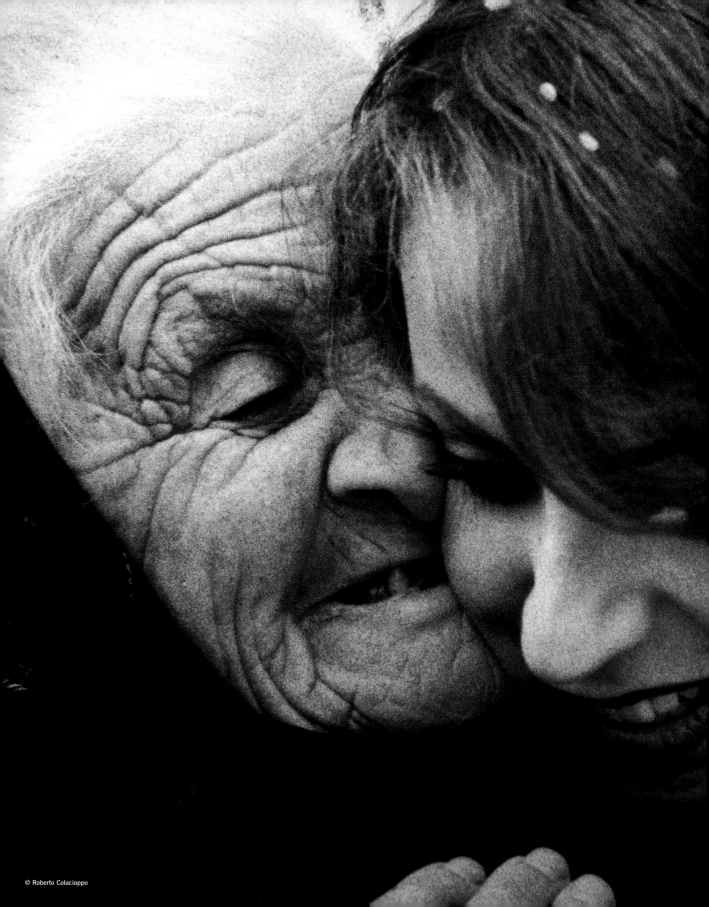

INTIMACY

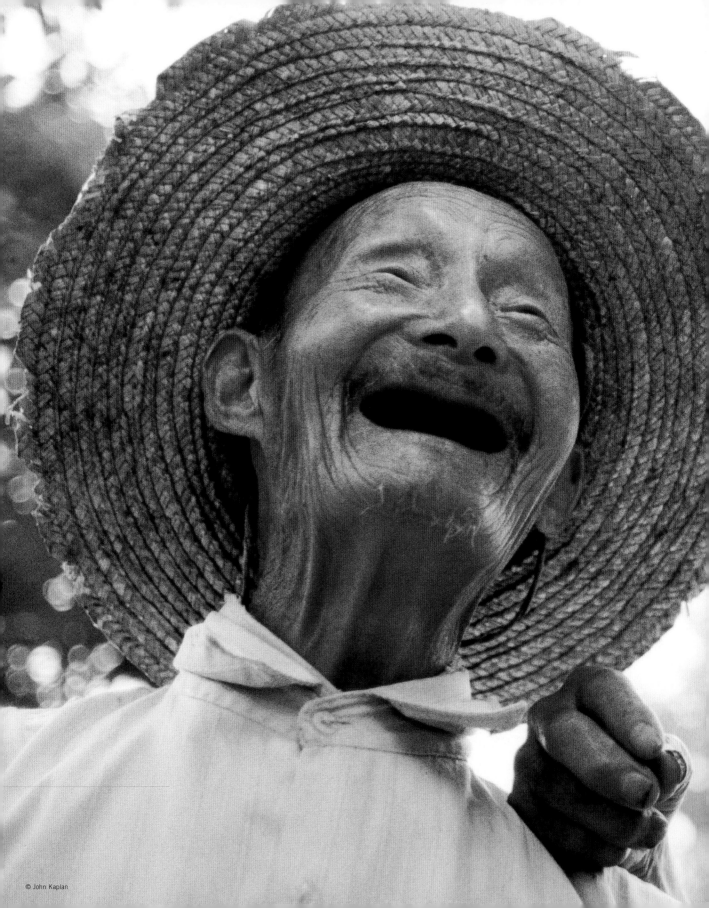

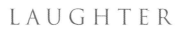

LAUGHTER

KINSHIP

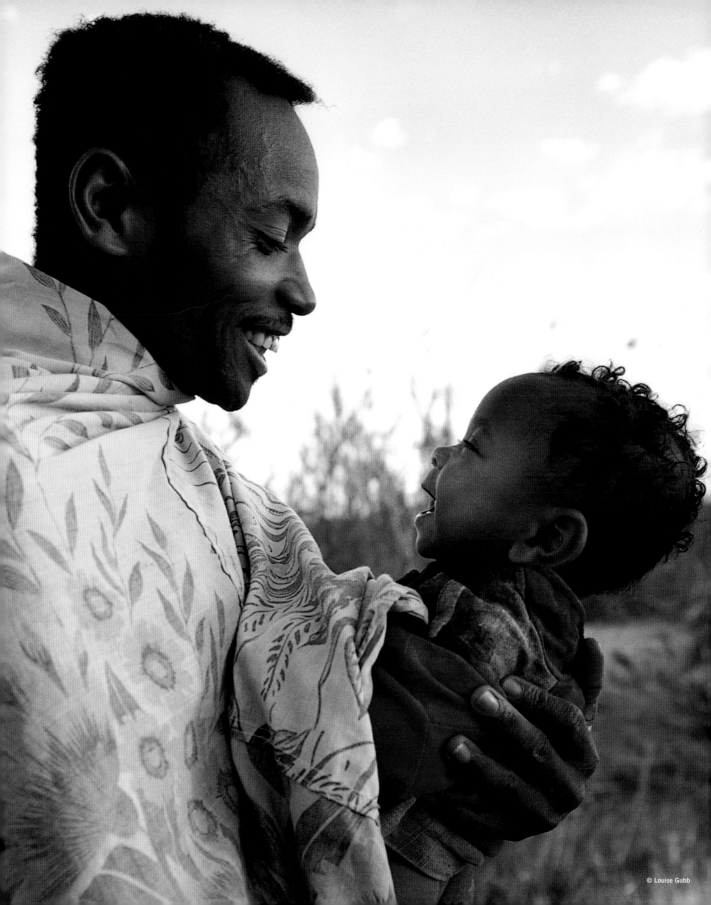

MOMENTS

OF PURE ENJOYMENT

VAN HOLKEMA & WARENDORF

M · I · L · K

MOMENTS INTIMACY LAUGHTER KINSHIP

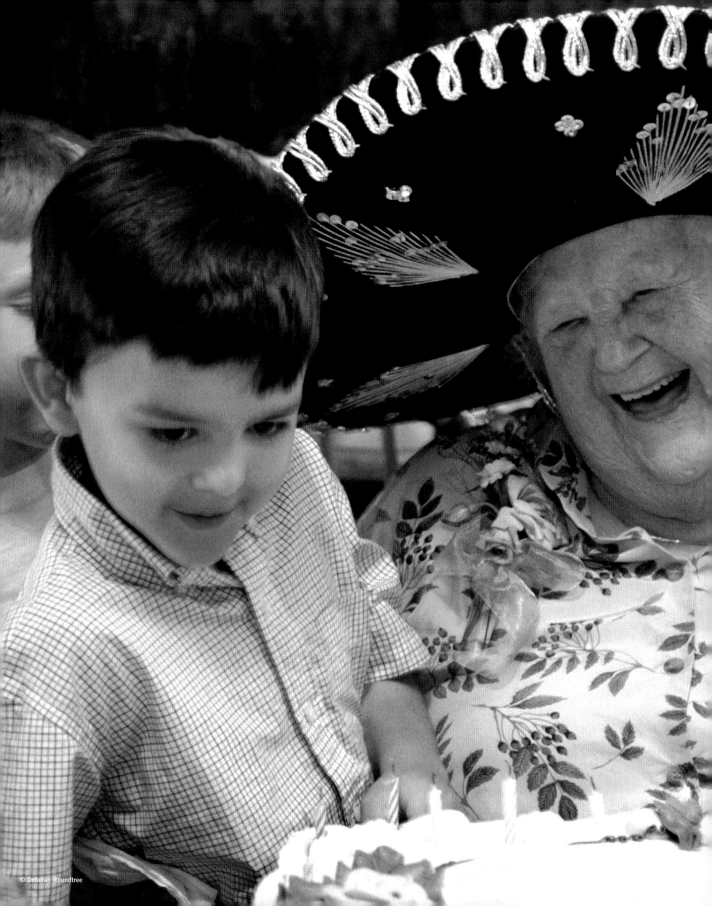

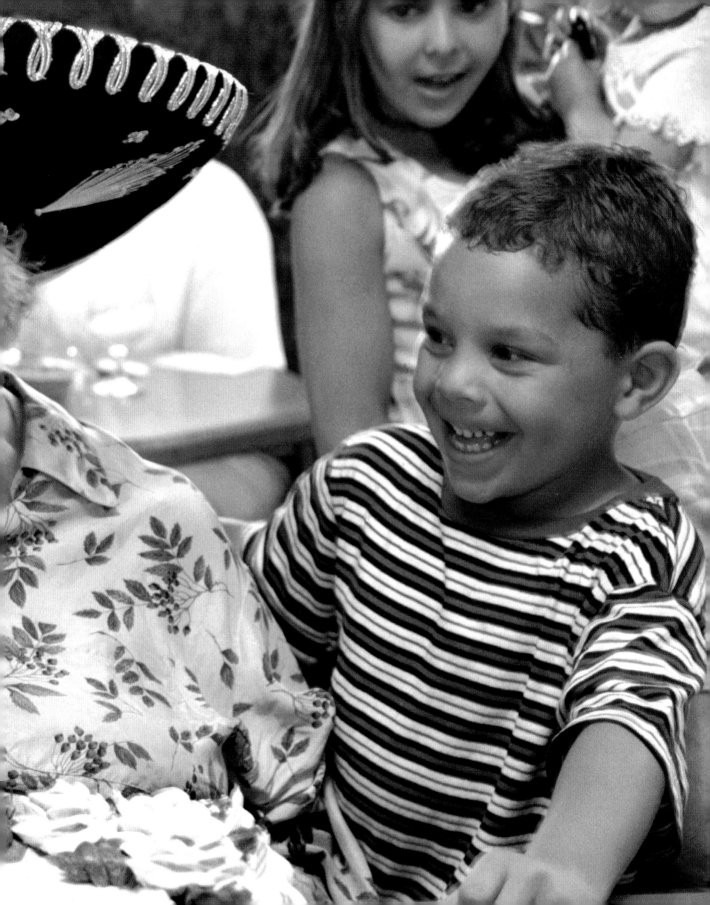

M.I.L.K. viert dat men
deeluitmaakt van een familie,
dat men vriendschap deelt,
en bovenal dat men geliefd is.

De M.I.L.K.-collectie is het resultaat van een omvangrijke, wereldwijde zoektocht naar driehonderd unieke en geografisch zeer uiteenlopende foto's over familieleven, vriendschap en liefde.

Deze 'zoektocht' heeft de vorm van een fotowedstrijd aangenomen – waarschijnlijk de grootste, en vrijwel zeker de meest ambitieuze in zijn soort ooit gehouden. Met een ongekend hoog bedrag aan prijzengeld en met de beroemde fotograaf Elliott Erwitt als voorzitter van de jury, was de competitie erop gericht werk van vooraanstaande fotografen aan te trekken, uit zoveel mogelijk landen van de wereld.

Wij hebben deze competitie gebracht als 'dé fotografische gebeurtenis van onze tijd' en om deze bewering kracht bij te zetten hebben we de veeleisende taak op ons genomen fotografen uit vrijwel elk van 's werelds 192 landen op te sporen en persoonlijk uit te nodigen deel te nemen.

Wij daagden hen uit het wezen van de mens in al zijn uitingen te vereeuwigen, en om aan onze criteria te voldoen, moesten het oprechte fotoverhalen over echte en spontane emotie zijn. Uit een verbijsterend aantal van 164 deelnemende landen deden uiteindelijk 17.000 fotografen mee; onder hen talloze prijswinnaars (met inbegrip van ten minste vier winnaars van de Pulitzer Prize), professionals en gevorderde amateurs uit zes continenten. Er kwamen meer dan 40.000 foto's binnen – sommige prachtig verpakt in stof en vergezeld van warme woorden van steun en aanmoediging – onvergetelijke beelden van het leven van mensen, van de eerste tedere momenten tot de allerlaatste.

En zo liggen hier de resultaten van deze zoektocht over de hele wereld ter inzage. Onze hoop – en met 'ons' bedoelen wij het team van M.I.L.K. – is dat u deze collectie zult inkijken en de mensen erin zult herkennen. Wat zij op dat moment beleven, beleven wij mee. Fragmenten uit hun leven, zoals ze hier vastgelegd zijn, komen in ieder leven voor.

M.I.L.K. begon als een droom, werd een ambitieus avontuur, en won gaandeweg aan kracht. We zien nu dat het een eigen leven is gaan leiden, geen project meer vormt, maar in plaats daarvan een geschenk is geworden.

Naast onze dromen koesterden wij hoge idealen voor deze verzameling; we stelden de hoogste eisen bij de inschrijving en selectie. In een poging kunst te definiëren, schreef Tolstoy dat de gevoelens die kunst oproept toegankelijk moeten zijn voor elke sterveling, en niet slechts voor een enkeling. Daarmee zijn wij het helemaal eens. Deze beelden spreken ons allen aan door hun helderheid, hun herkenbaarheid en hun warme menselijkheid.

Wij danken de mannen en vrouwen die dit project vorm hebben gegeven. Het bezit van deze droom dragen we over aan allen die erbij betrokken zijn geweest, want hij is niet langer van ons. Onze droom was een vluchtig idee en is nu vervangen door een geweldige, inspirerende realiteit.

Welgemeende dank ben ik verschuldigd aan de getalenteerde fotografen, aan Tim Hely Hutchinson die mijn visie op het project van meet af aan steunde, aan Elliott Erwitt, aan mijn vriendin en projectleider van M.I.L.K., Ruth Hamilton en aan onze getalenteerde collega's, aan mijn begripvolle familie en andere vrienden die er al die tijd in bleven geloven – en aan u, nu u begint aan uw persoonlijke reis door de bladzijden van dit boek. Al deze momenten van intimiteit, plezier en verbondenheid behoren ook u toe.

Geoff Blackwell Directeur en Manager Dromen – M.I.L.K.

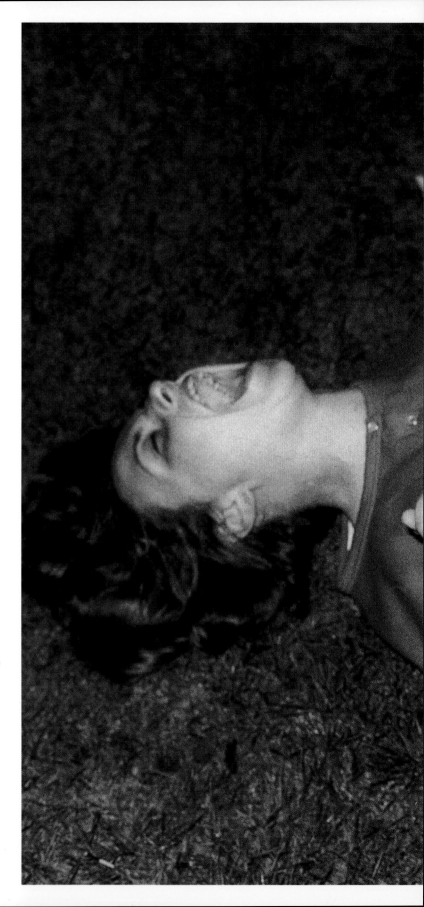

Zie je ik hou van je,

ik vind je zo lief en zo licht.

[HERMAN GORTER]

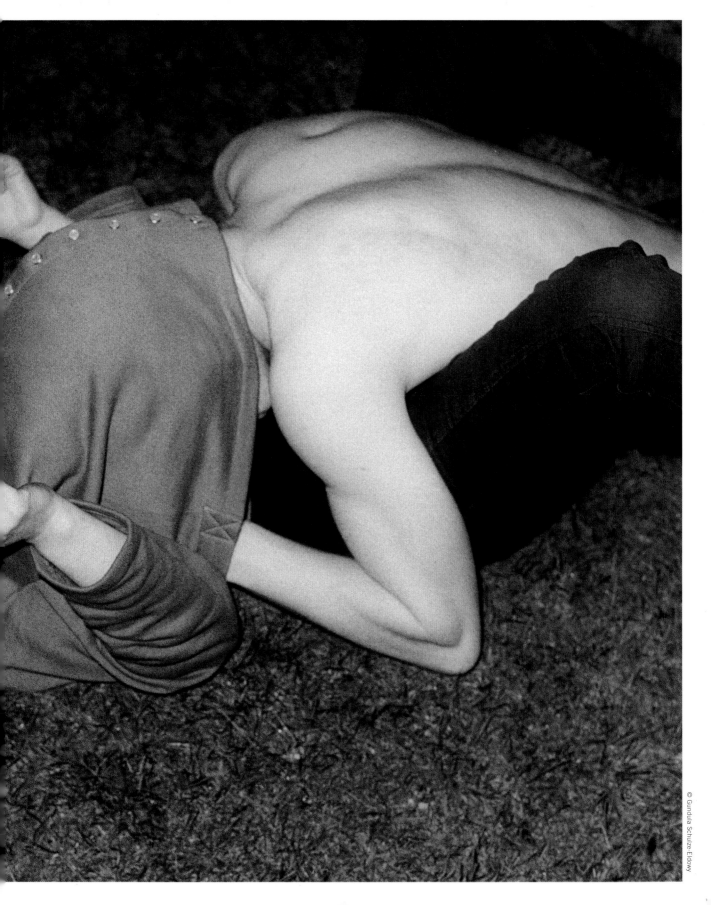

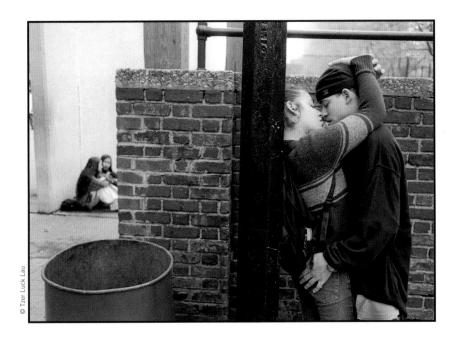

Het leven kent slechts één groot geluk,

te beminnen en bemind te worden.

[GEORGE SAND]

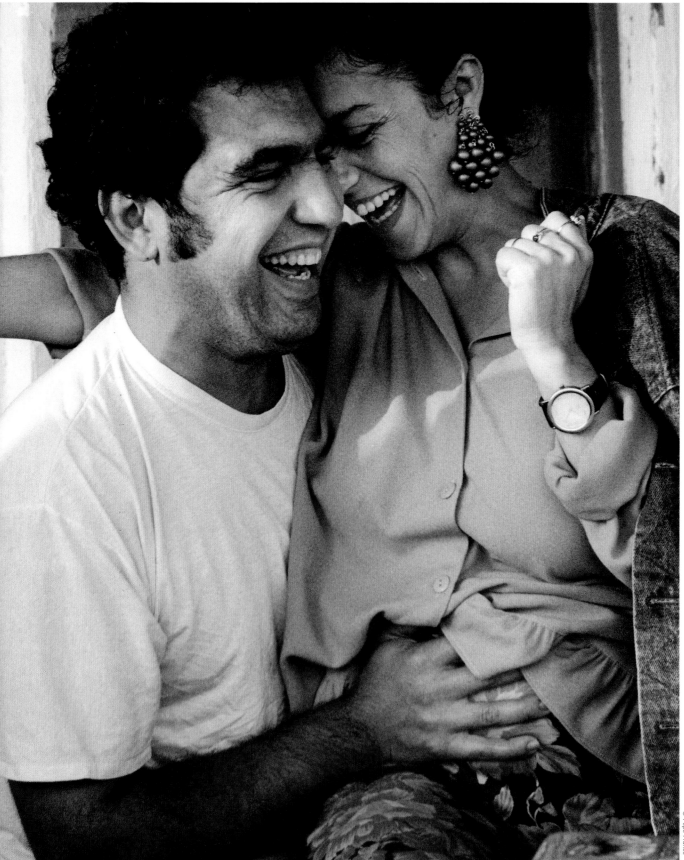

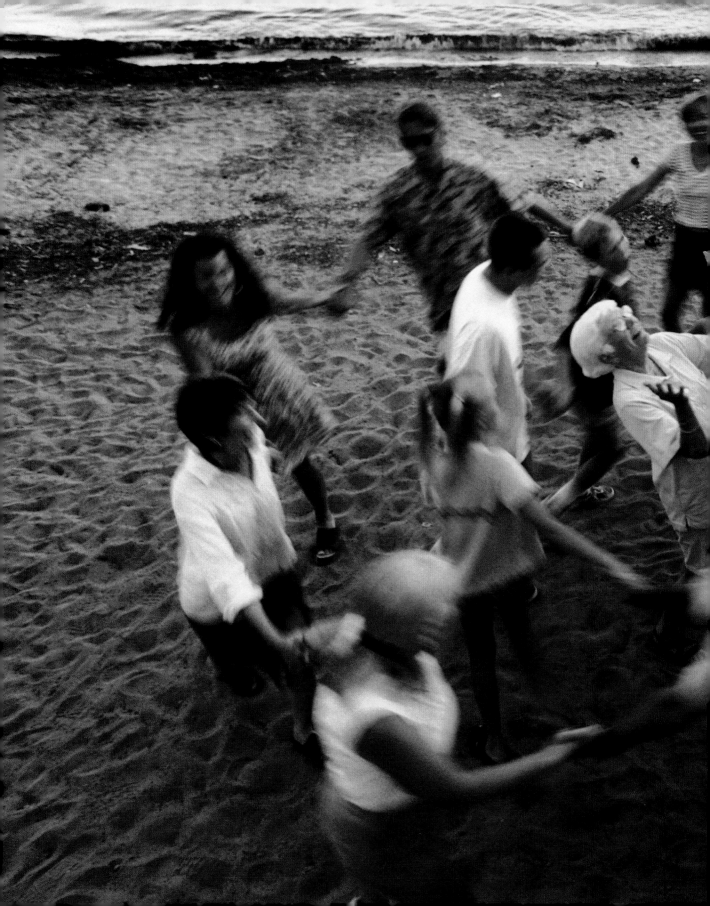

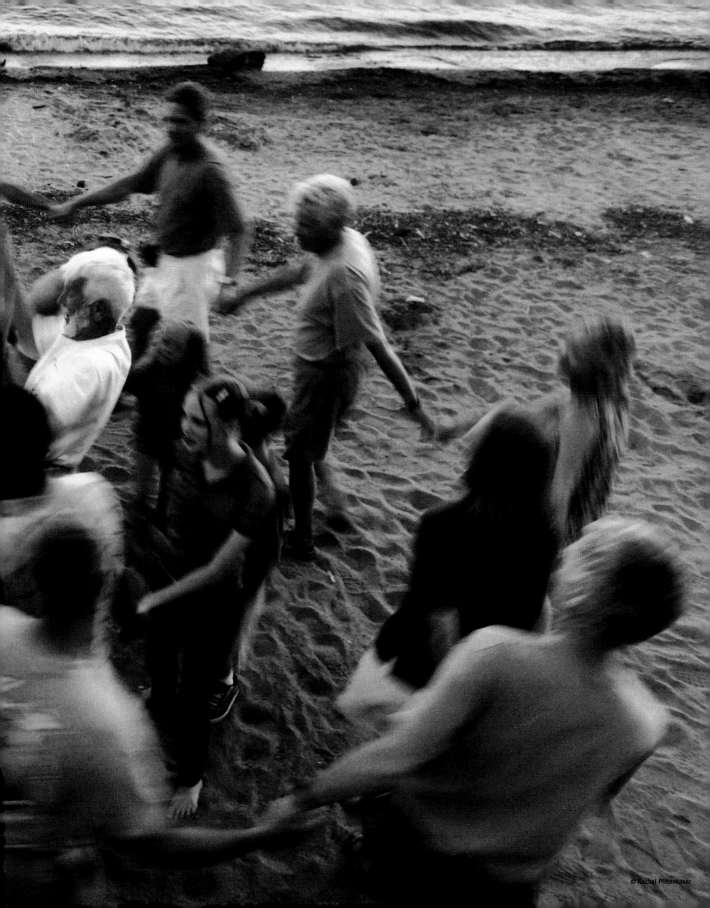

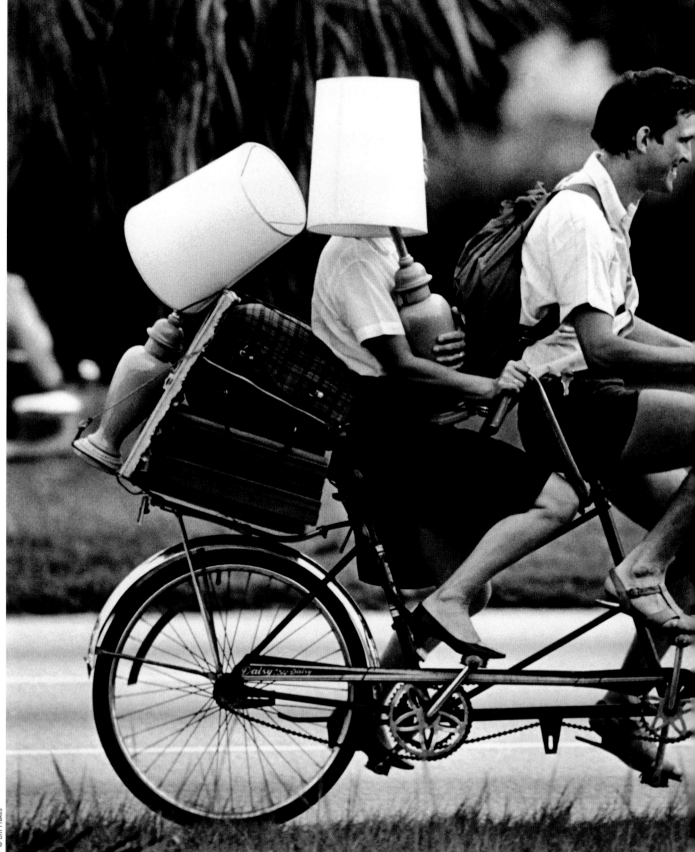

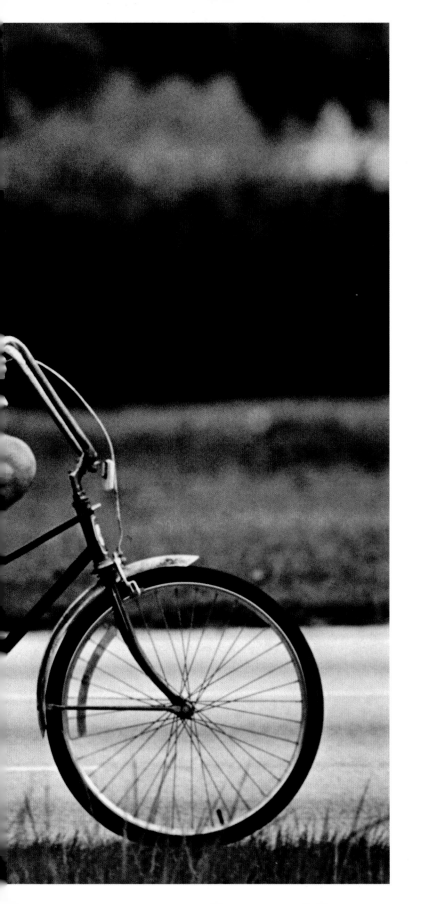

Zo koesterend en
kostbaar is het

familieleven...

[JAMES MCBRIDE]

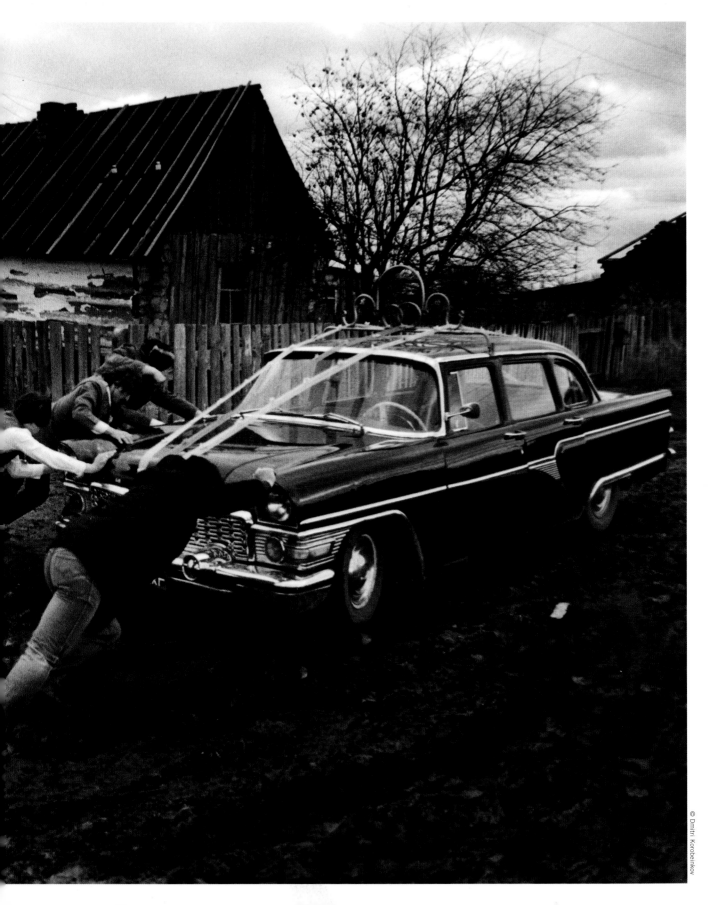

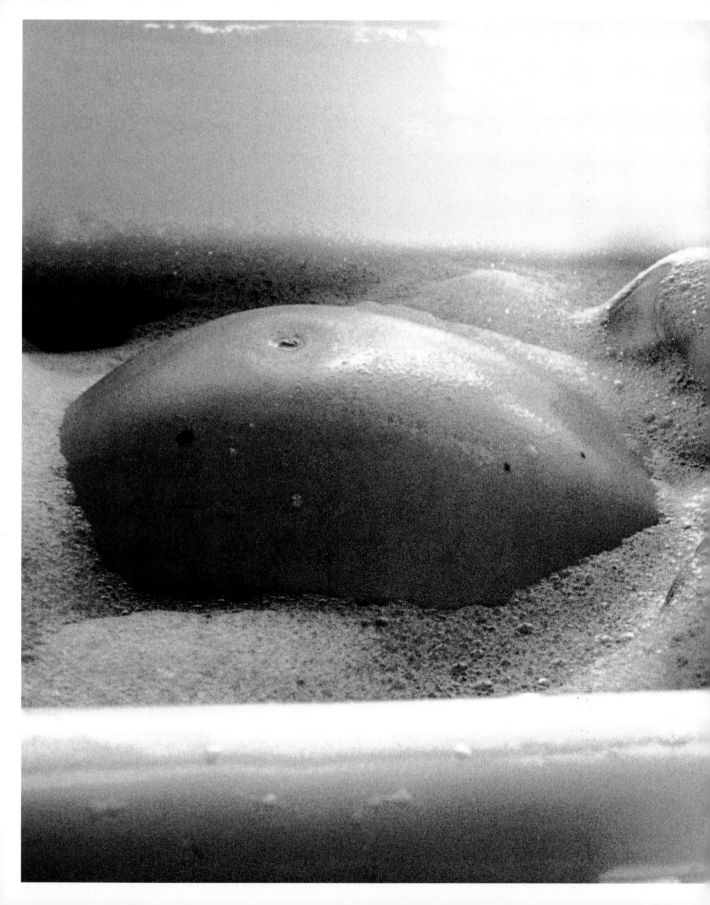

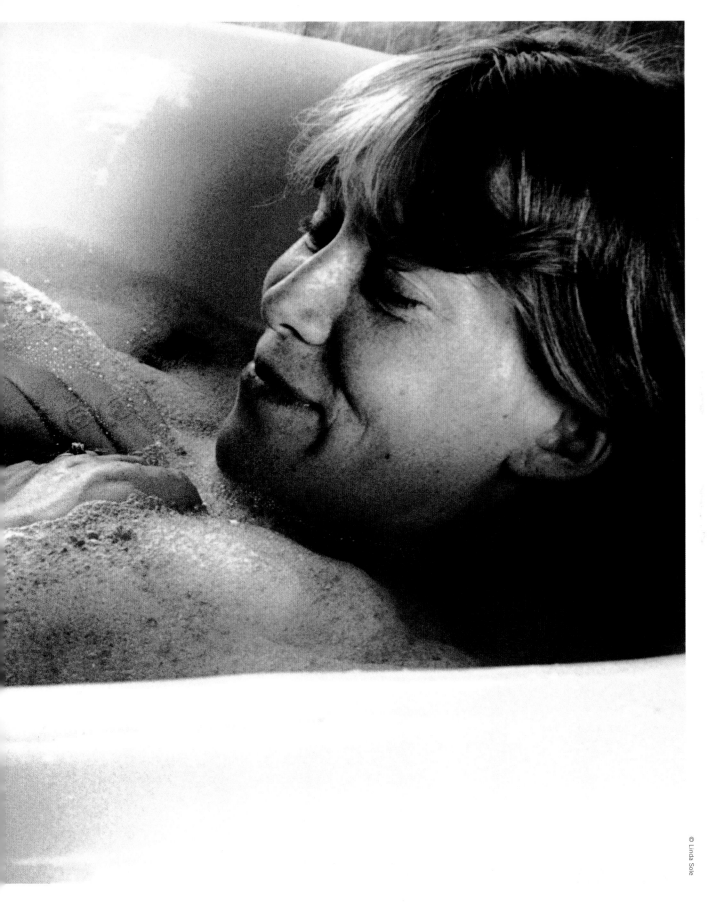

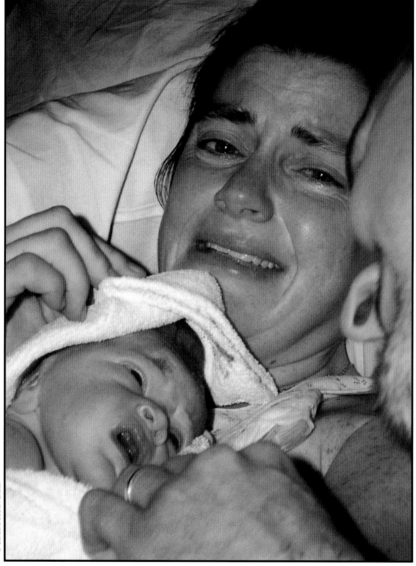

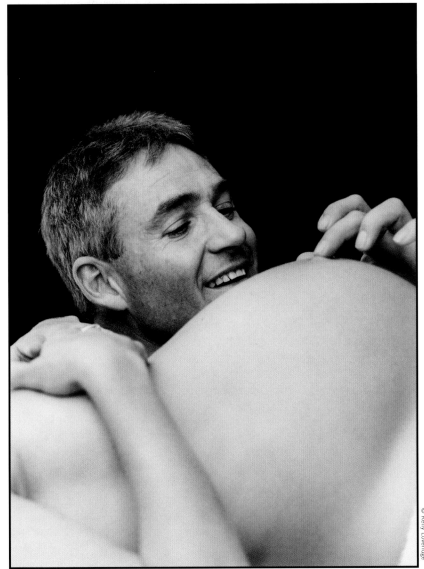

Onschuld is een kind, vergetelheid

een nieuw begin,

een spel, een uit zichzelf draaiend rad, een eerste beweging, een Heilig Ja.

[FRIEDRICH NIETZSCHE]

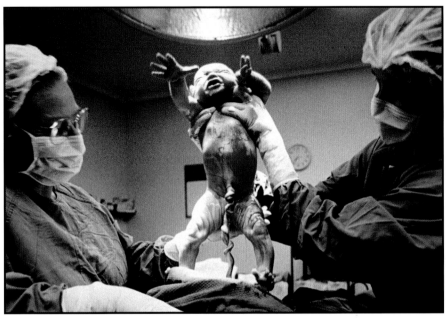

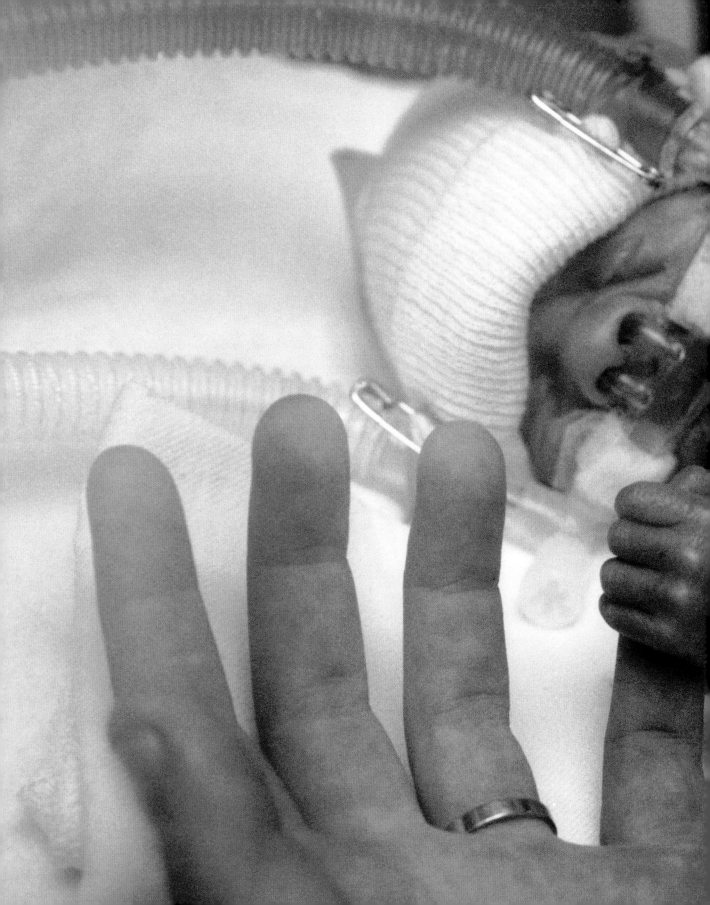

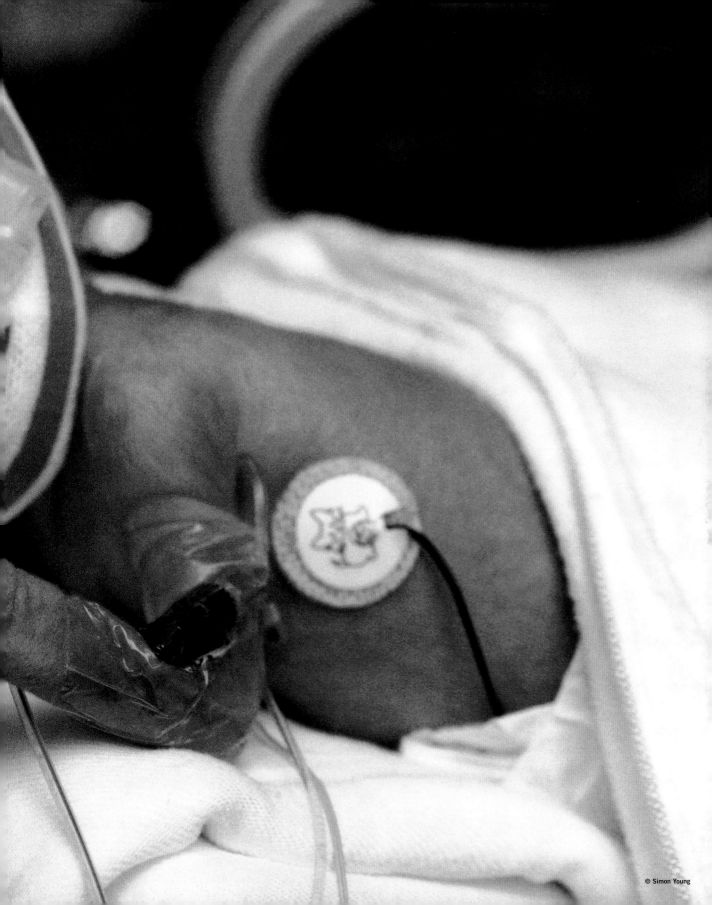

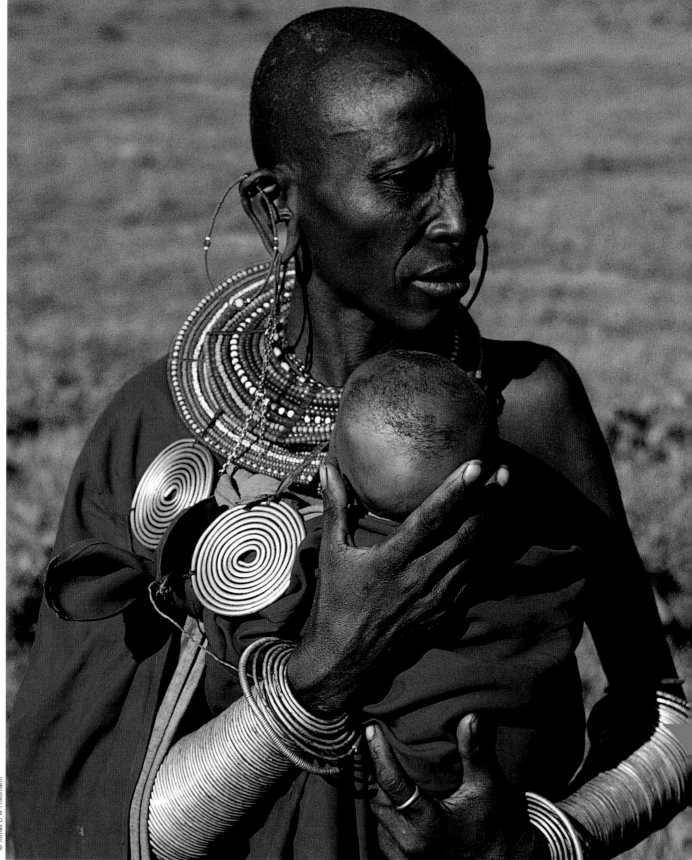

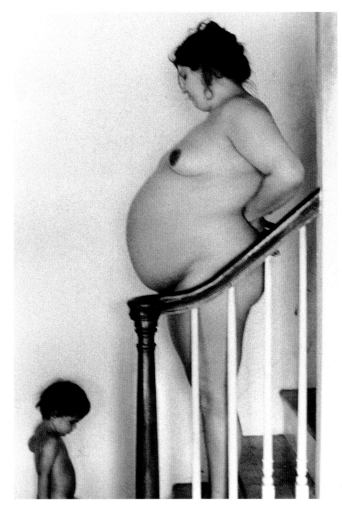

O, wat is het moederschap een macht.

[EURIPIDES]

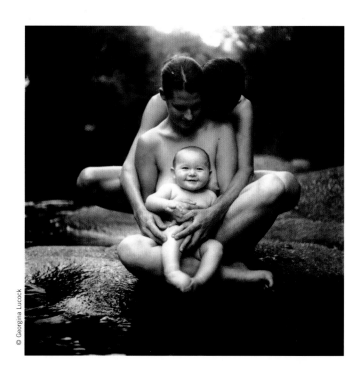

© Georgina Lucock

De familie – die geliefde achtarm

uit wiens tentakels wij nooit ontsnappen,

al willen we dat diep in ons hart ook nooit echt.

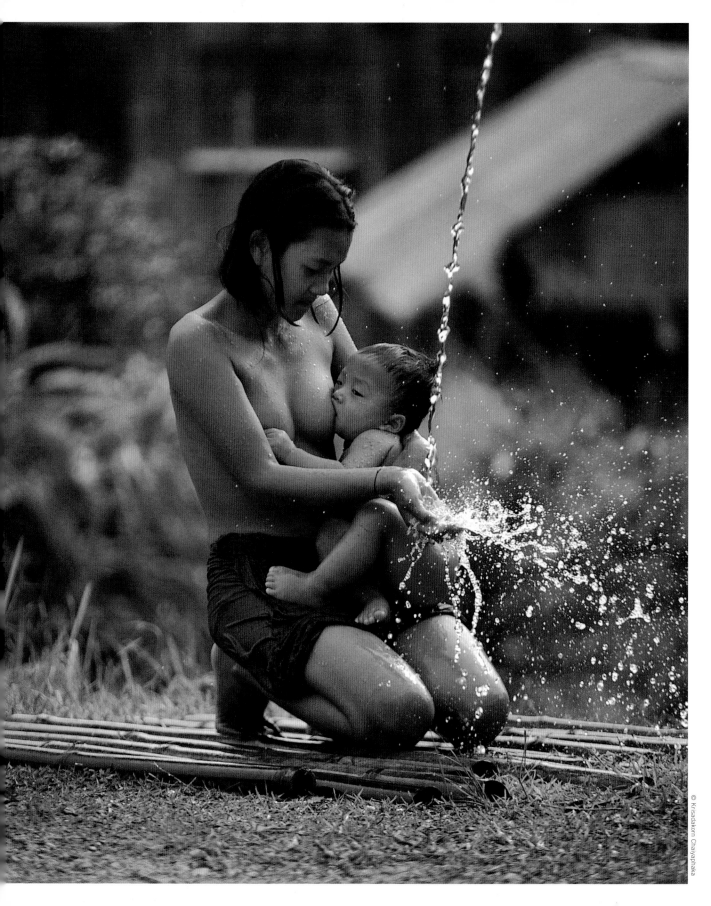

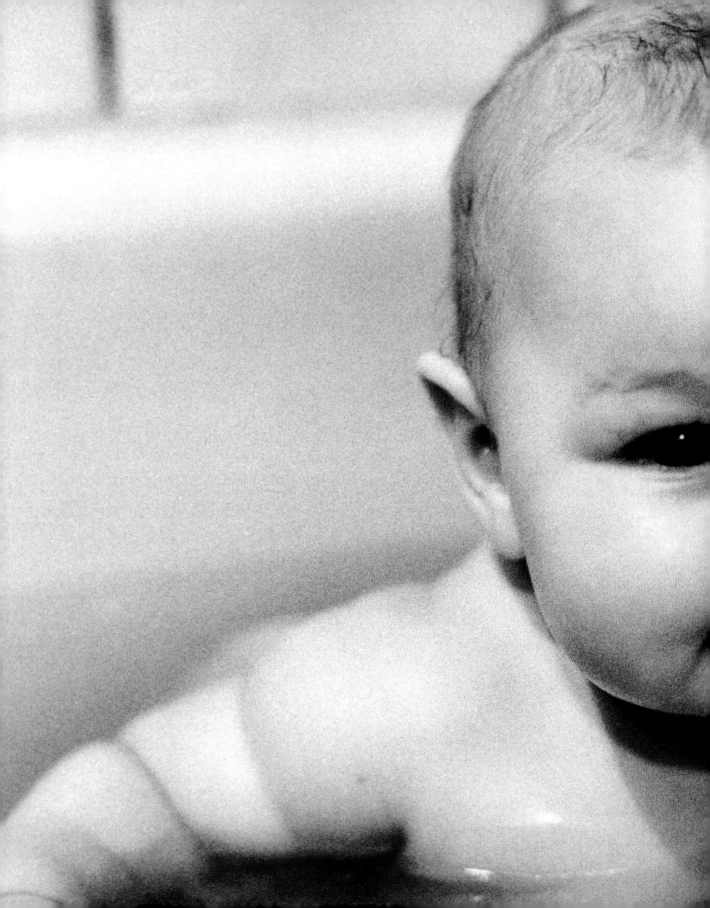

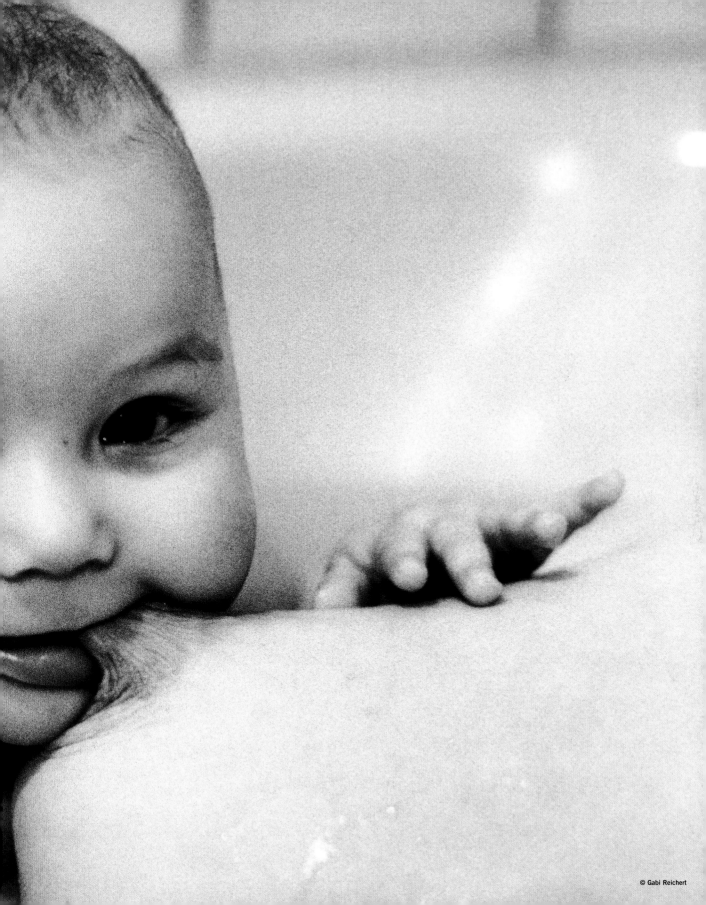

© Gabi Reichert

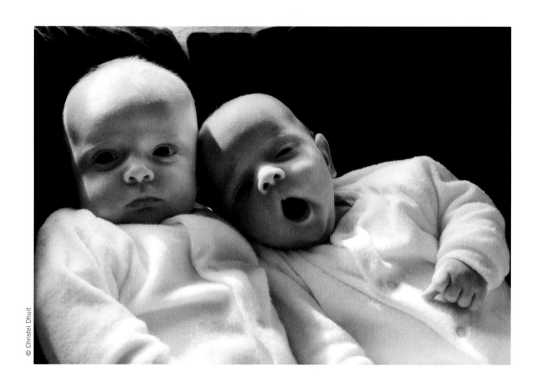

Je moet kinderen en vogels vragen hoe kersen

en aardbeien smaken.

[GOETHE]

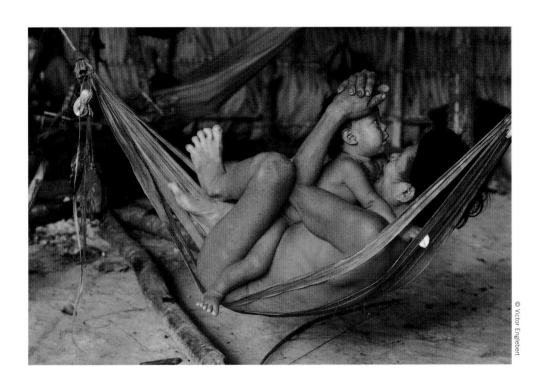

Niet ons vlees en bloed, maar het hart is wat ons

tot vaders en zonen maakt.

[FRIEDRICH VON SCHILLER]

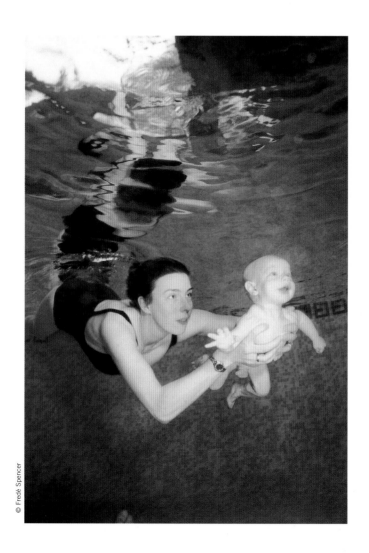

© Fredé Spencer

Hou wat je koestert voorzichtig vast.

[BOB ALBERTI]

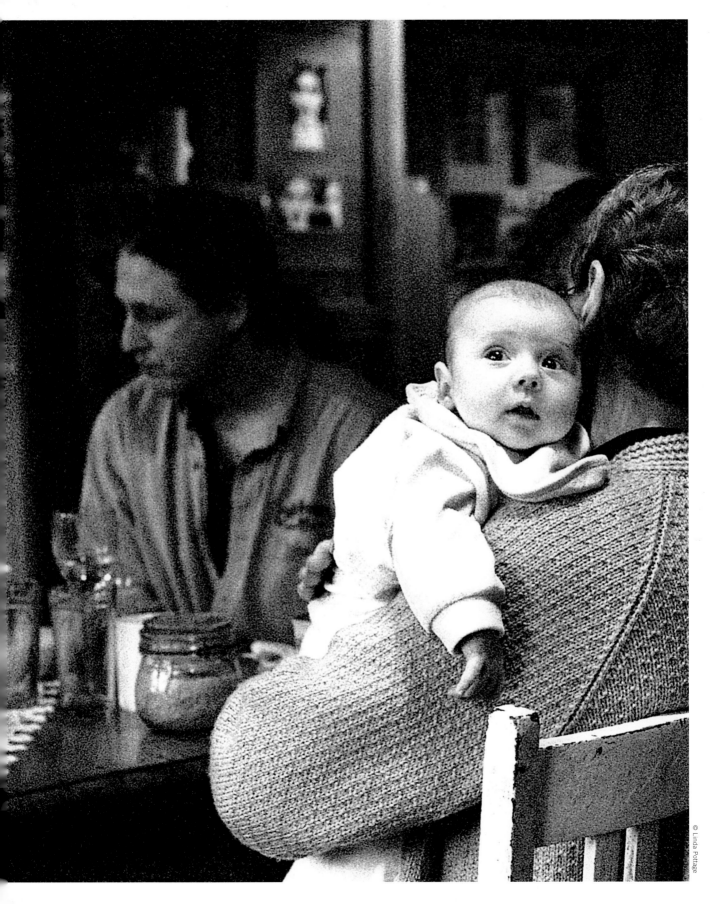

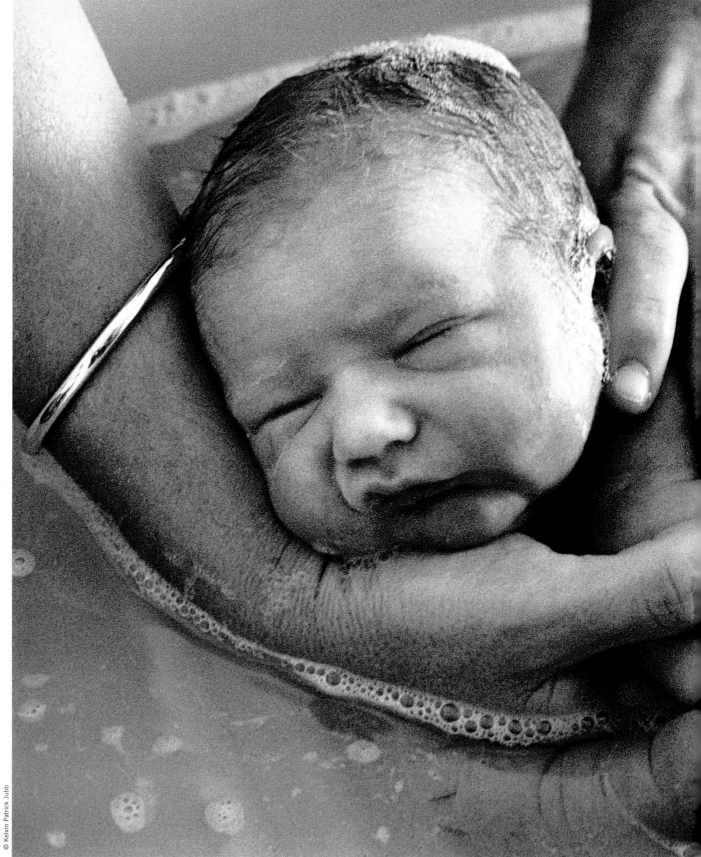

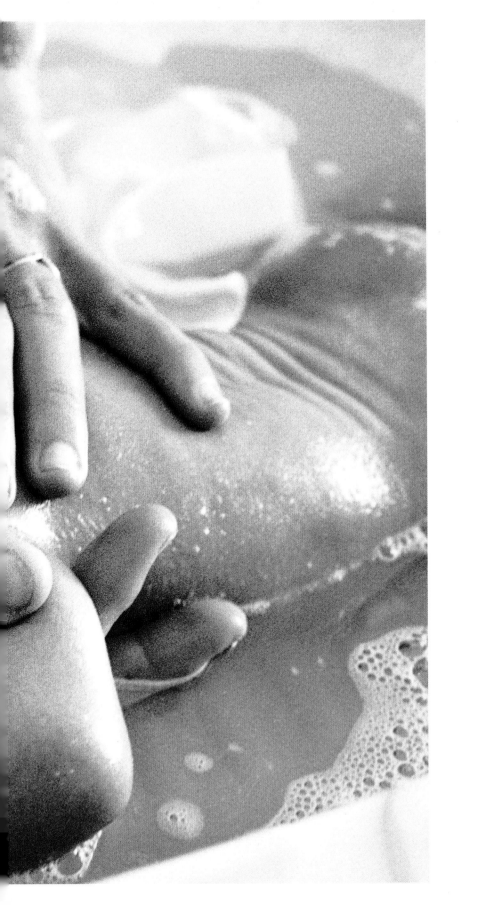

Zoveel littekens, mijn armen, mijn rug.
Ik dacht dat ik nooit zou trouwen, dat niemand mij zou beminnen.
Maar ik had het helemaal mis. Deze foto is van mij en mijn Thomas, mijn engel –

het is een foto van liefde.

[KIM PHUC]

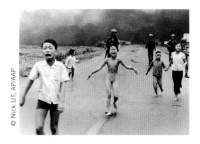

© Nick UT, AP/AAP

Kim Phuc was het onderwerp van de beroemdste foto uit de Vietnamese oorlog. Op die foto, in 1972 genomen, stond Kim – 'het meisje op de foto' – zwaar verbrand door napalm.

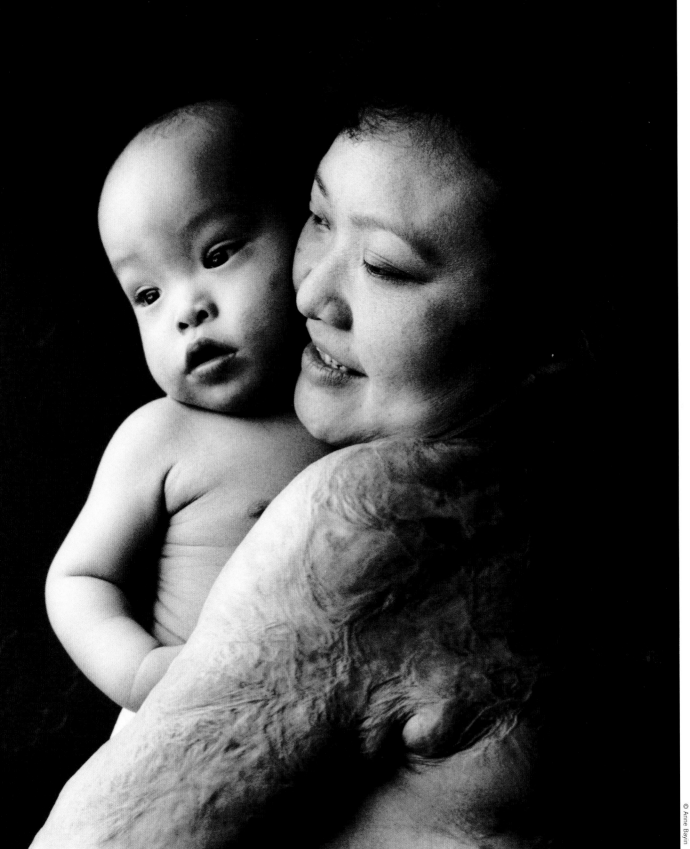

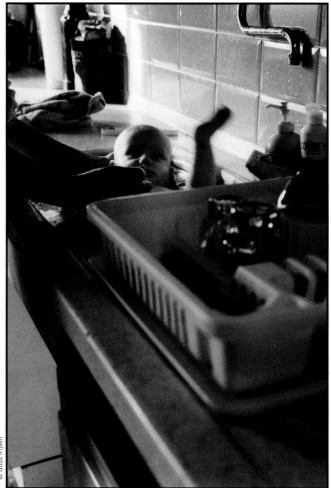

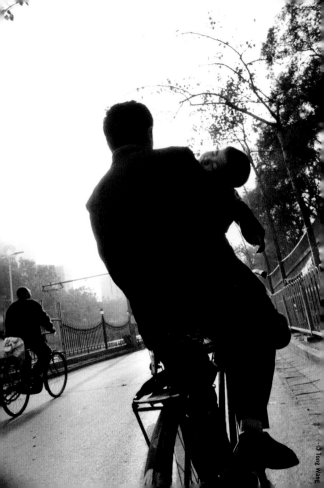

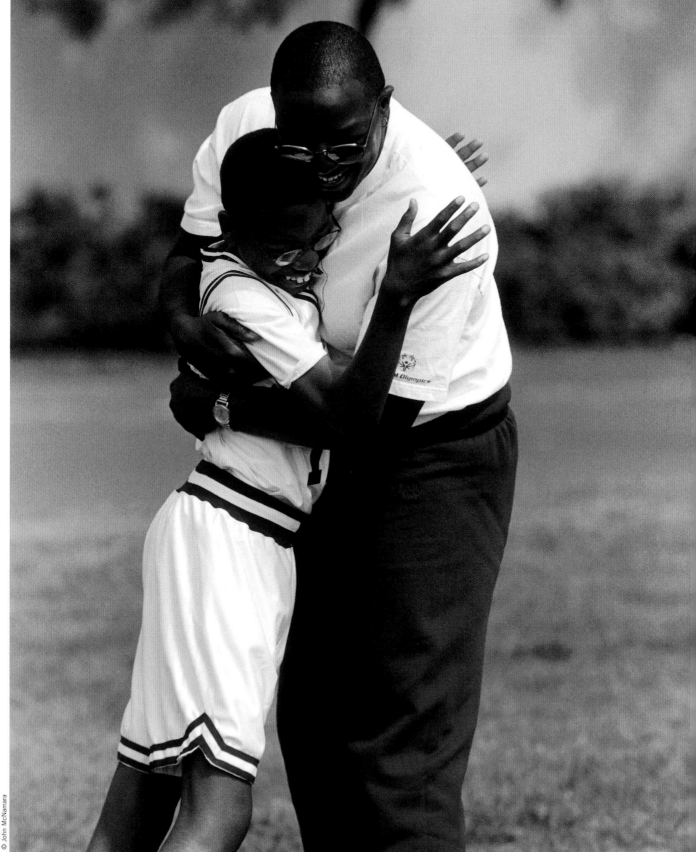

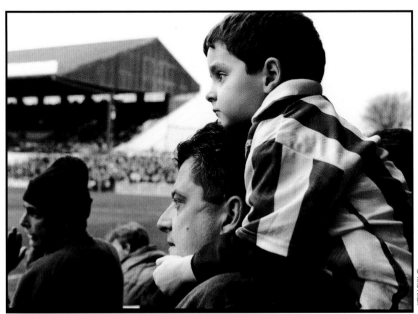

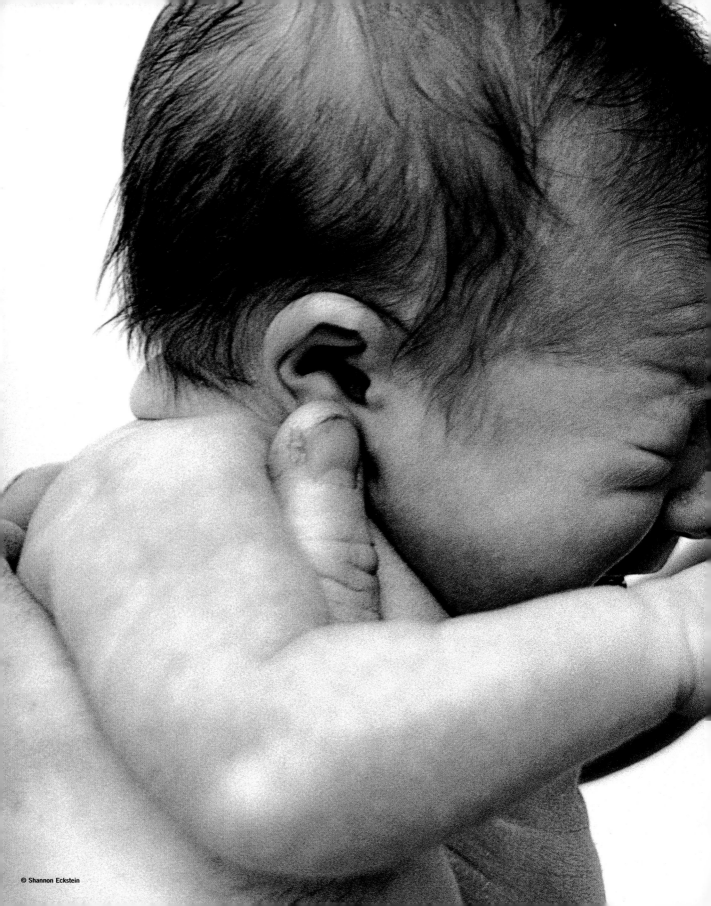

© Shannon Eckstein

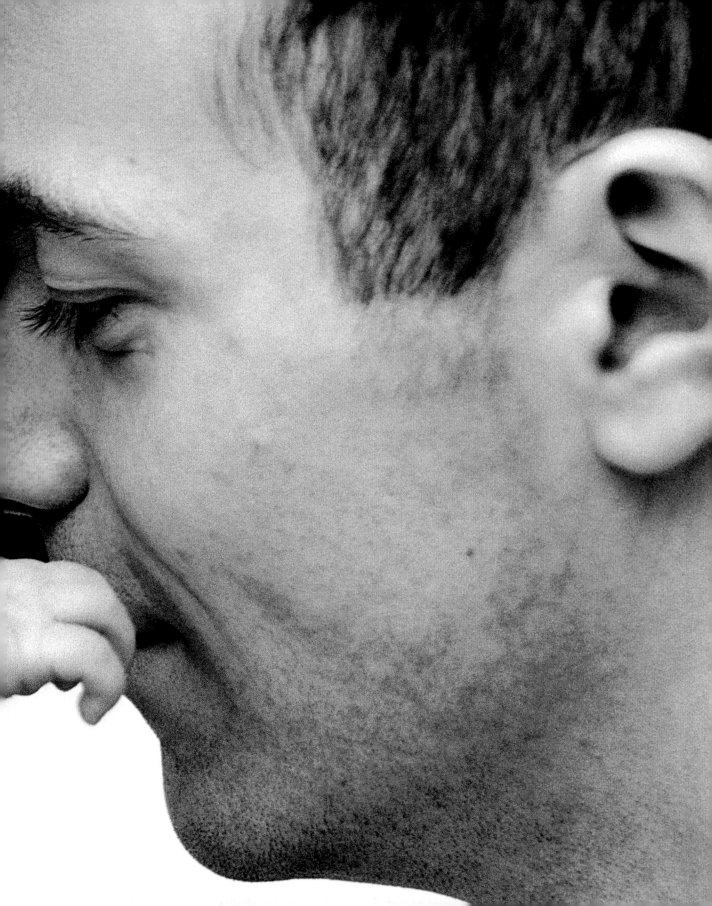

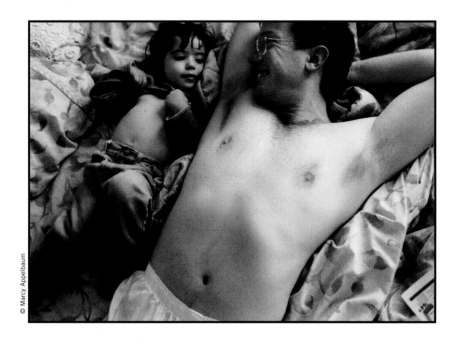

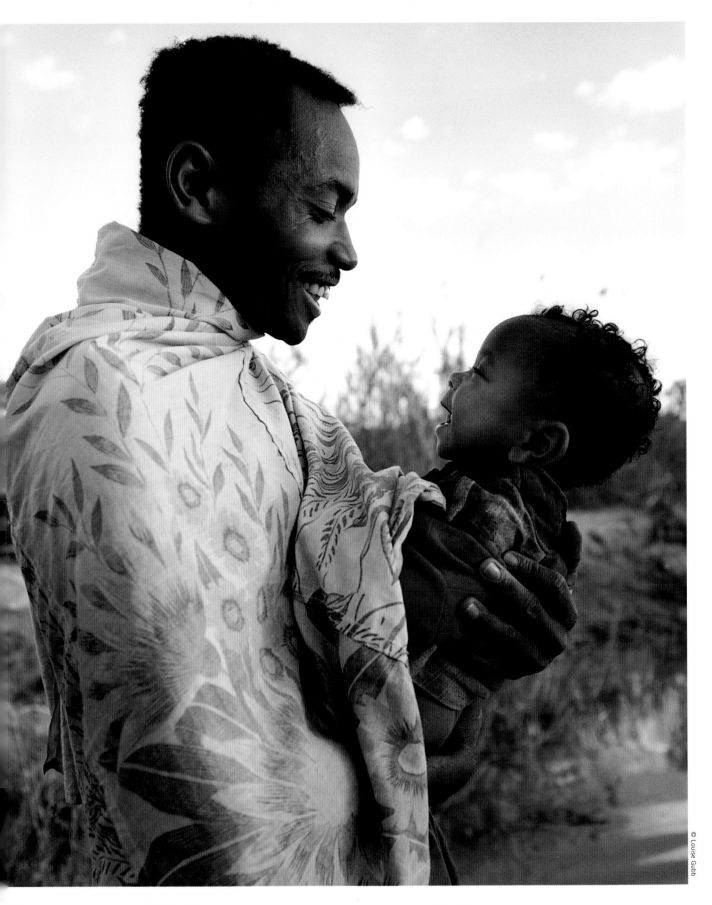

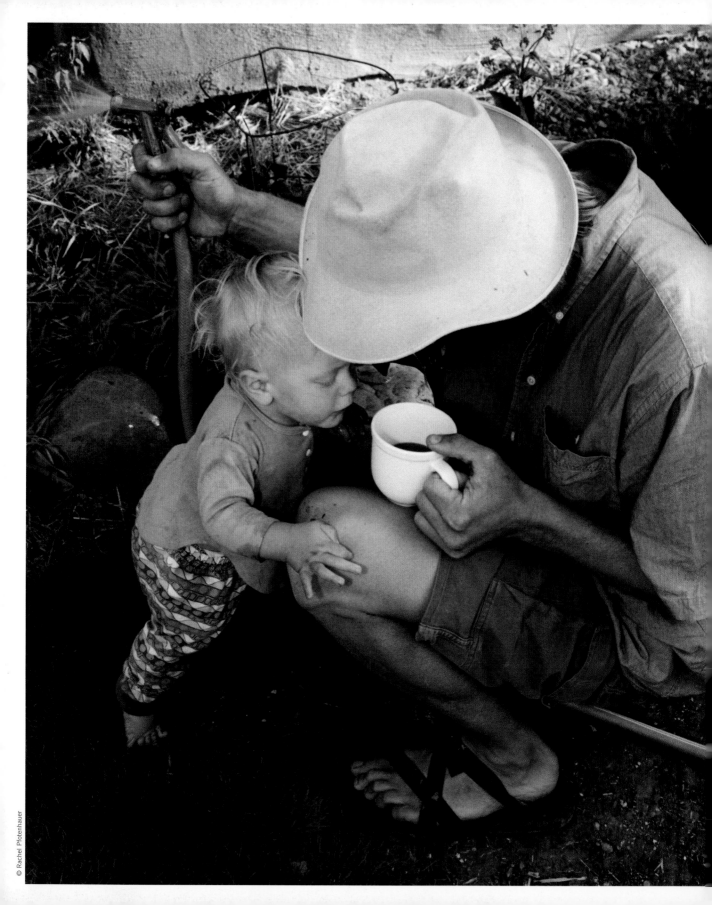

Als een kind geboren wordt,
wordt een **vader** geboren.

[FREDERICK BUECHNER]

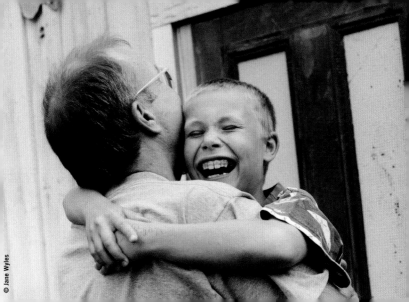

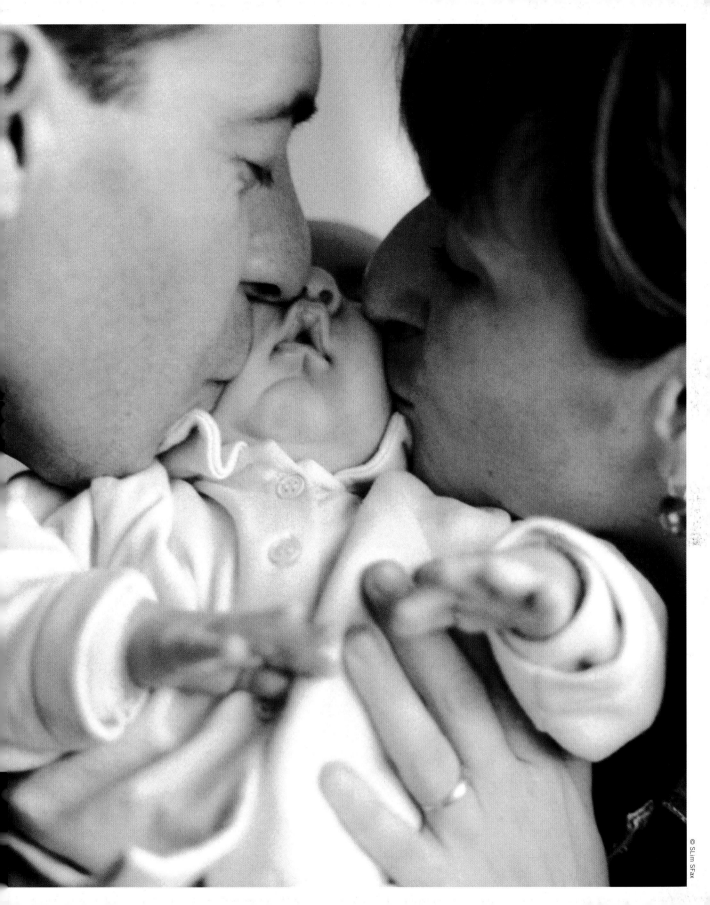

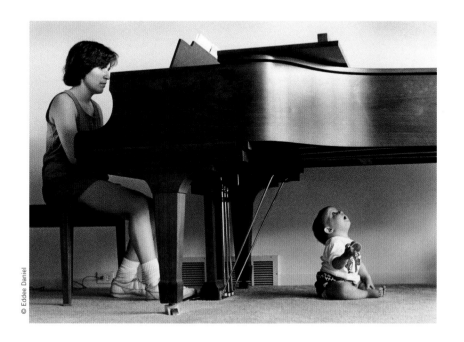

Je kunt de geest van een kind niet vangen

door er achteraan te rennen.

Je moet ervoor stilstaan en uit liefde zal het gauw

genoeg uit zichzelf terugkeren.

[ARTHUR MILLER]

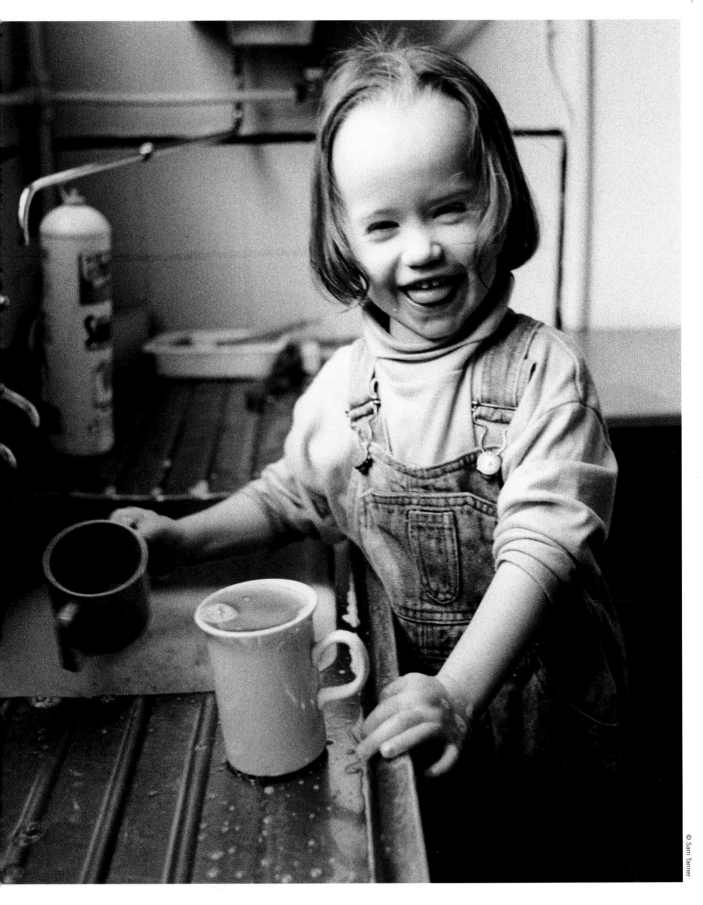

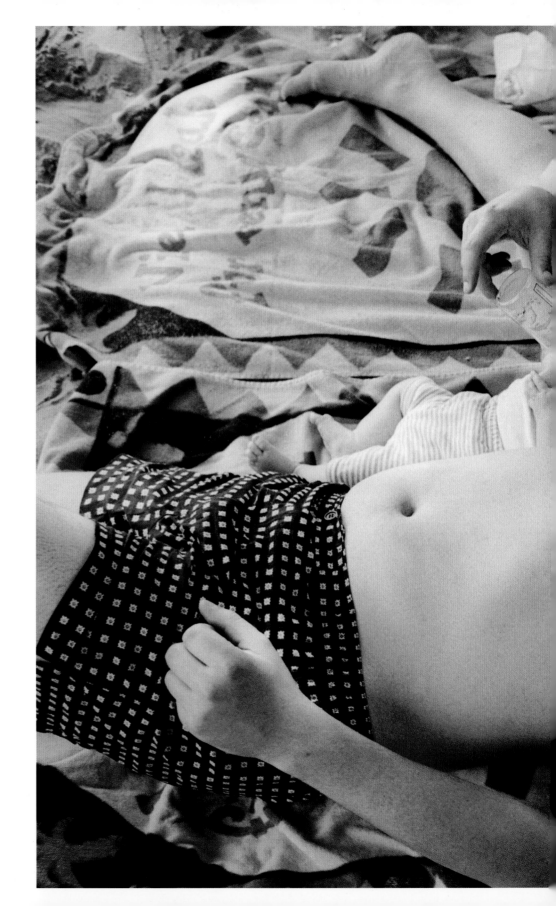

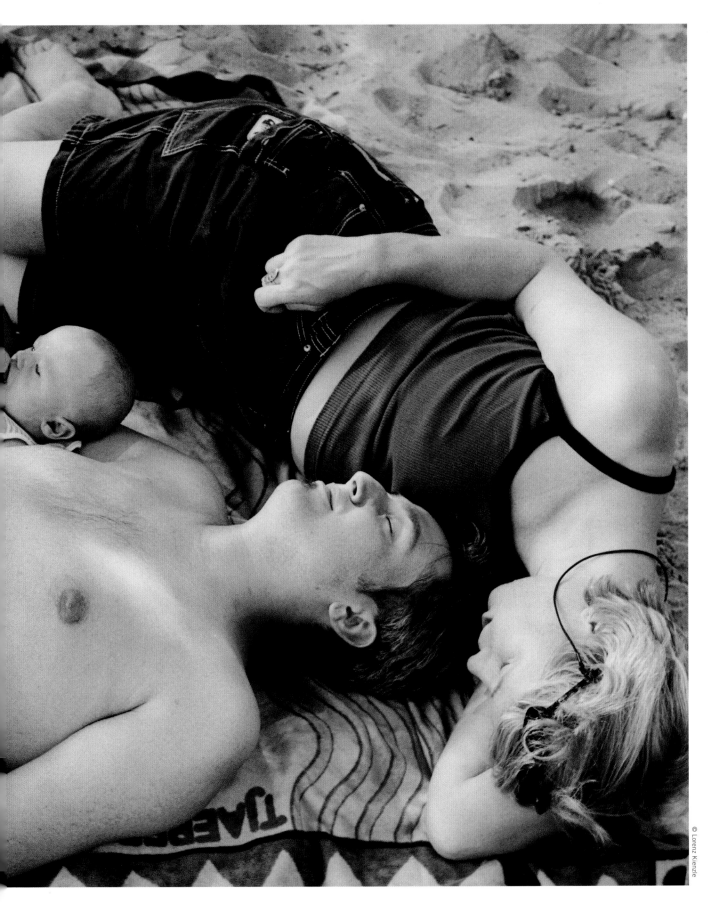

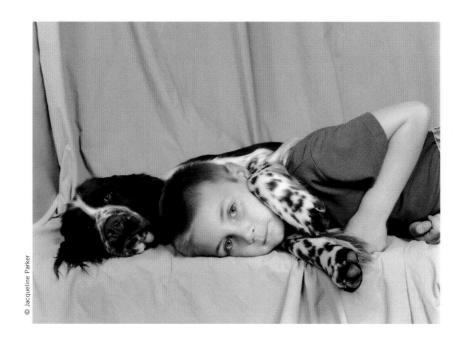

Gezin: een eenheid die niet alleen uit kinderen bestaat,

maar uit mannen, vrouwen, soms ook een dier, en uit een gewone verkoudheid.

[OGDEN NASH]

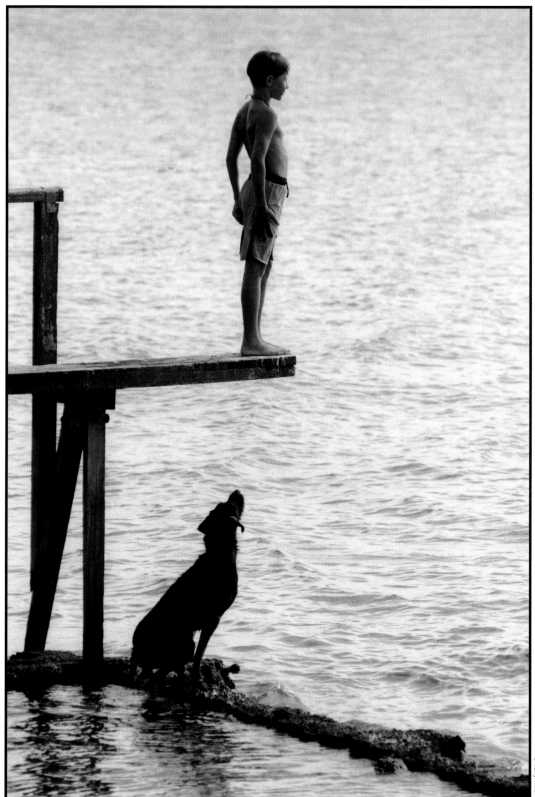

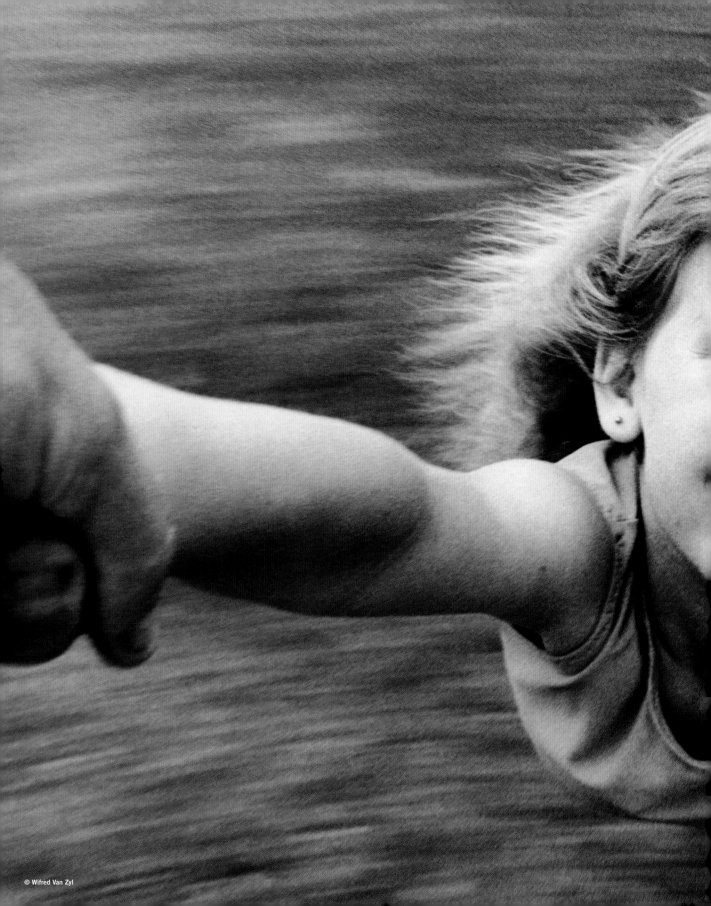

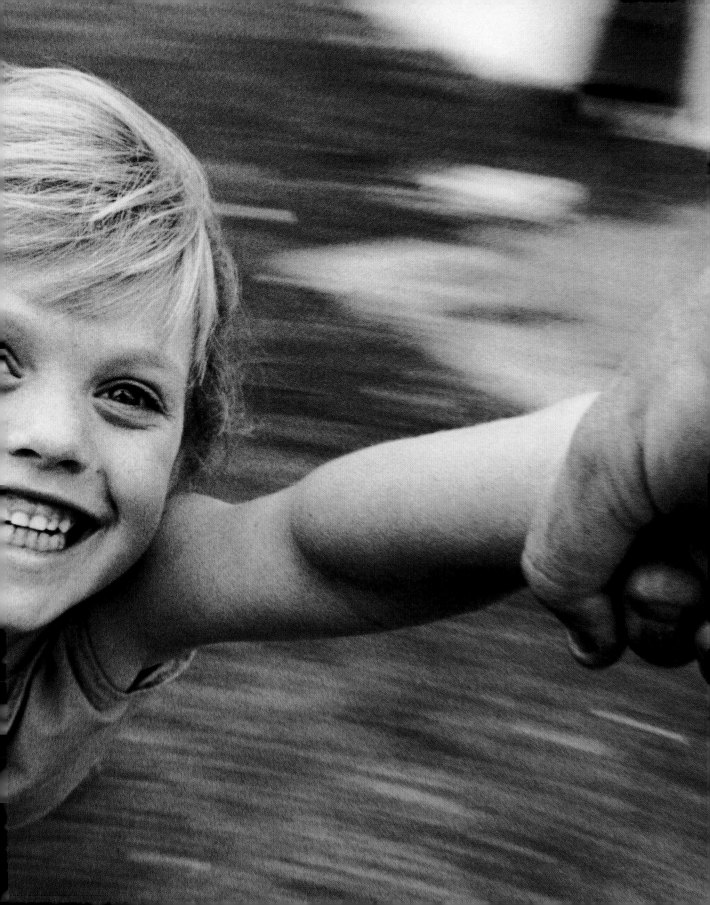

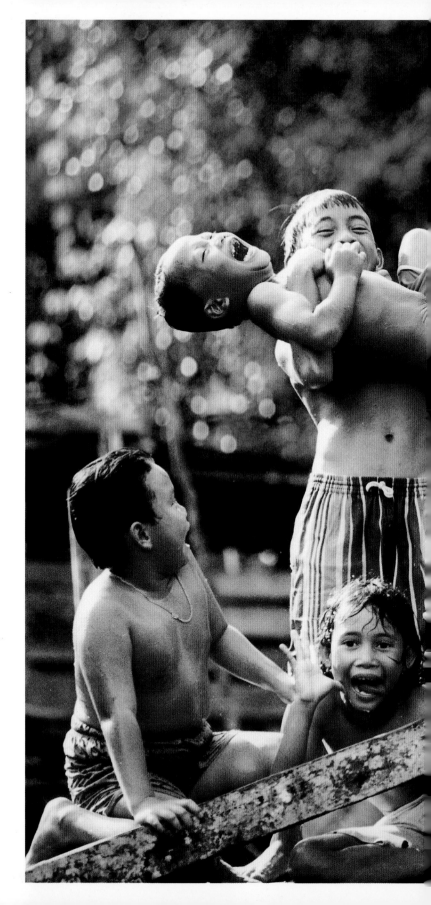

Wij hebben in onze jeugd een web geweven, een web van zon en lucht.

[CHARLOTTE BRONTE]

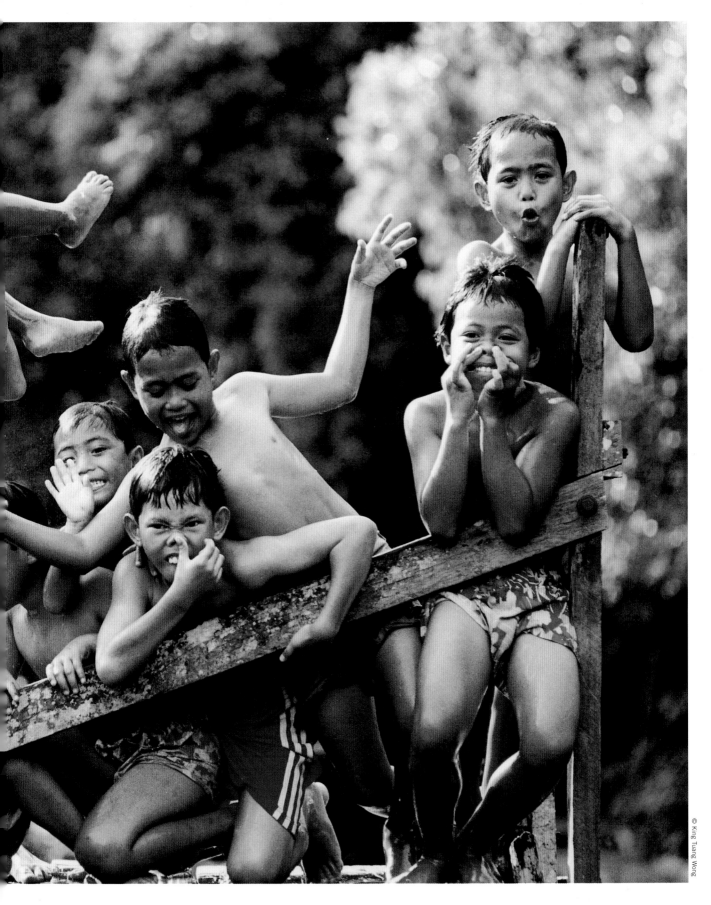

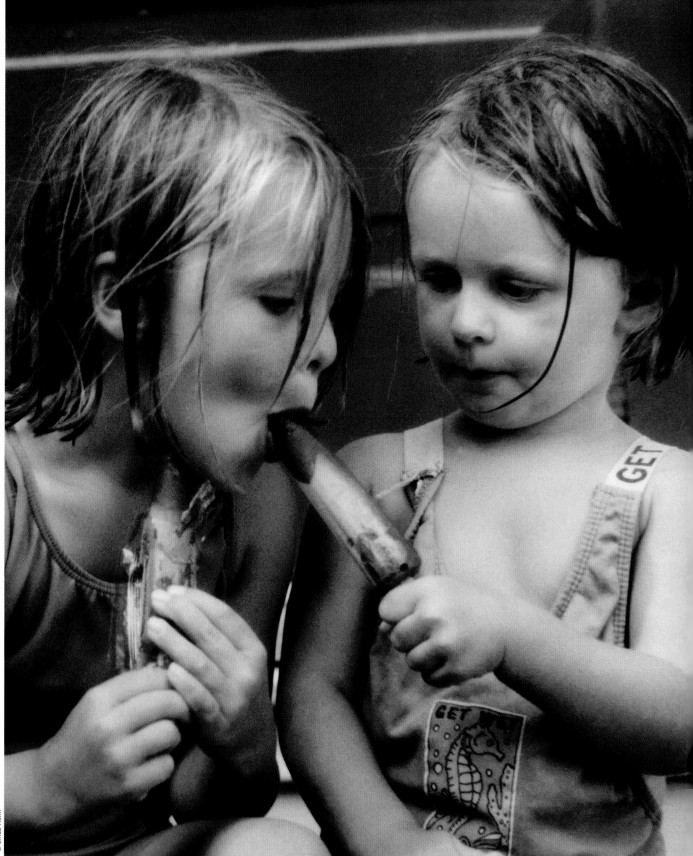

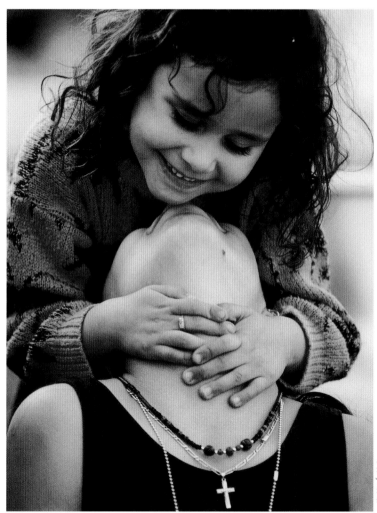

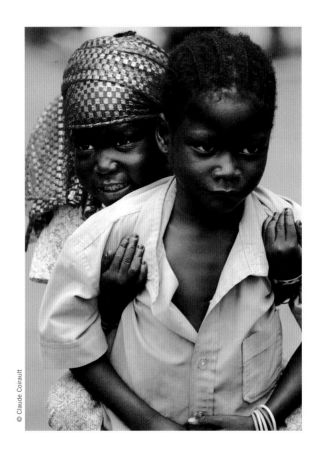

© Claude Coirault

Een plek om op terug te vallen – is een thuis.

Iemand om van te houden – is een familie.

[DONNA HEDGES]

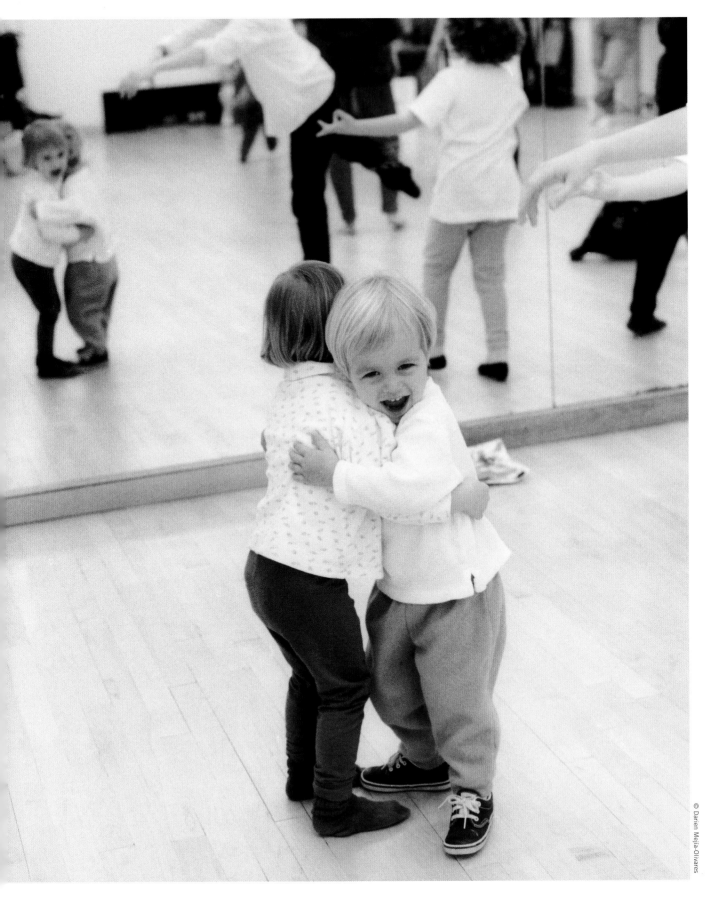

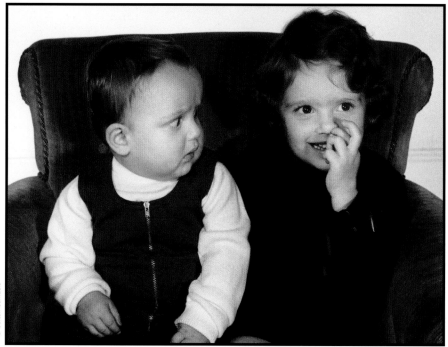

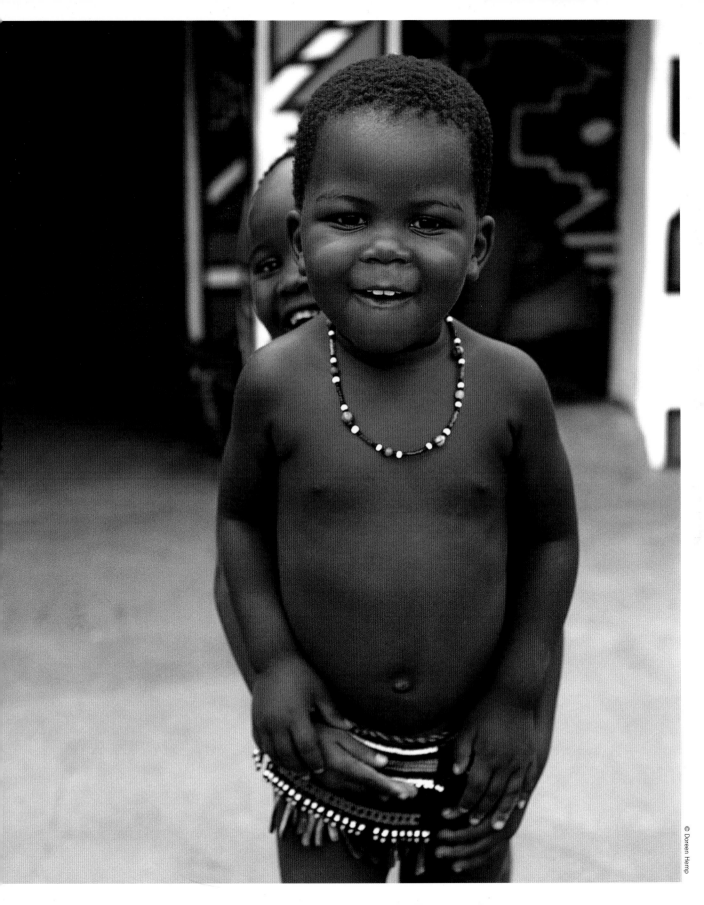

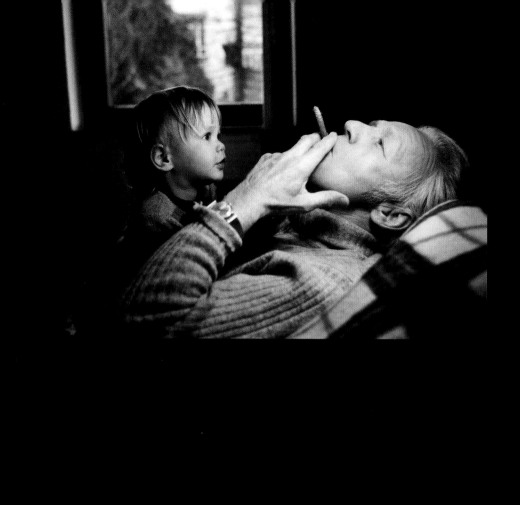

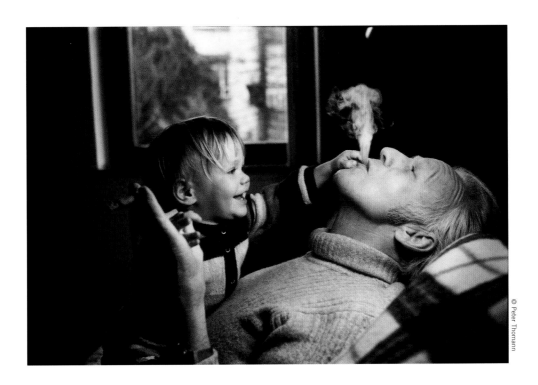

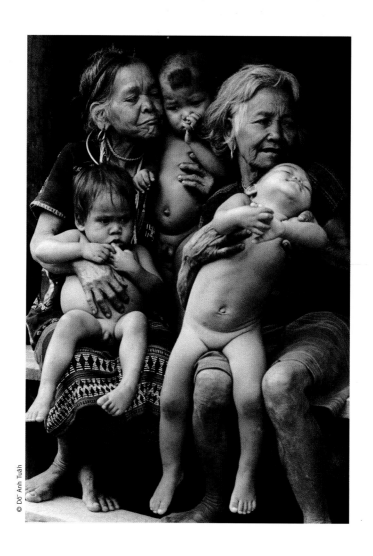

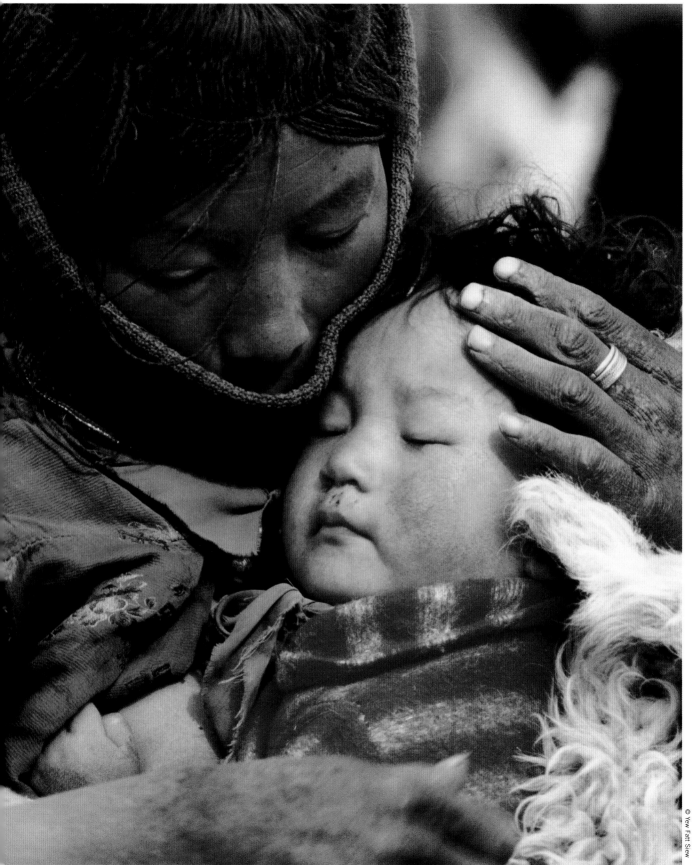

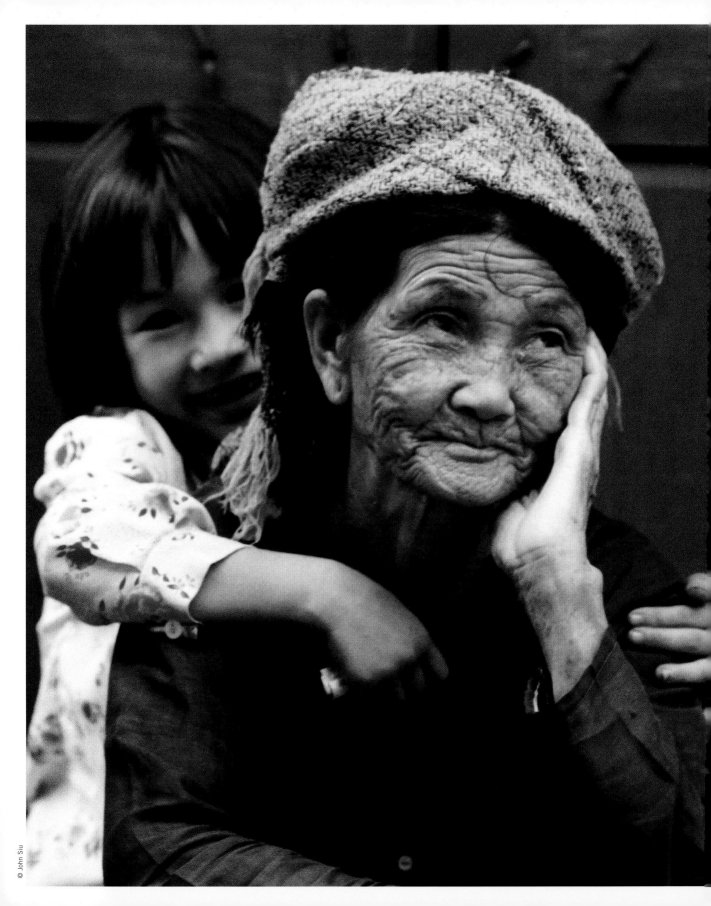

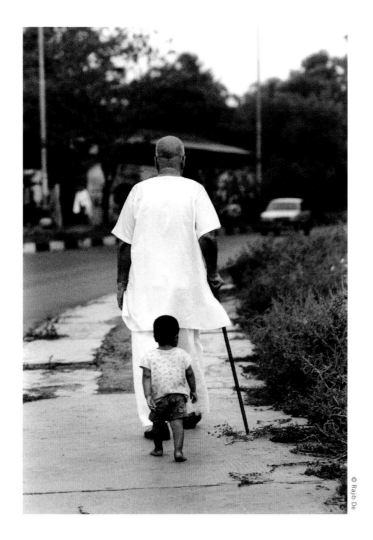

Wijsheid begint bij verwondering.

[SOCRATES]

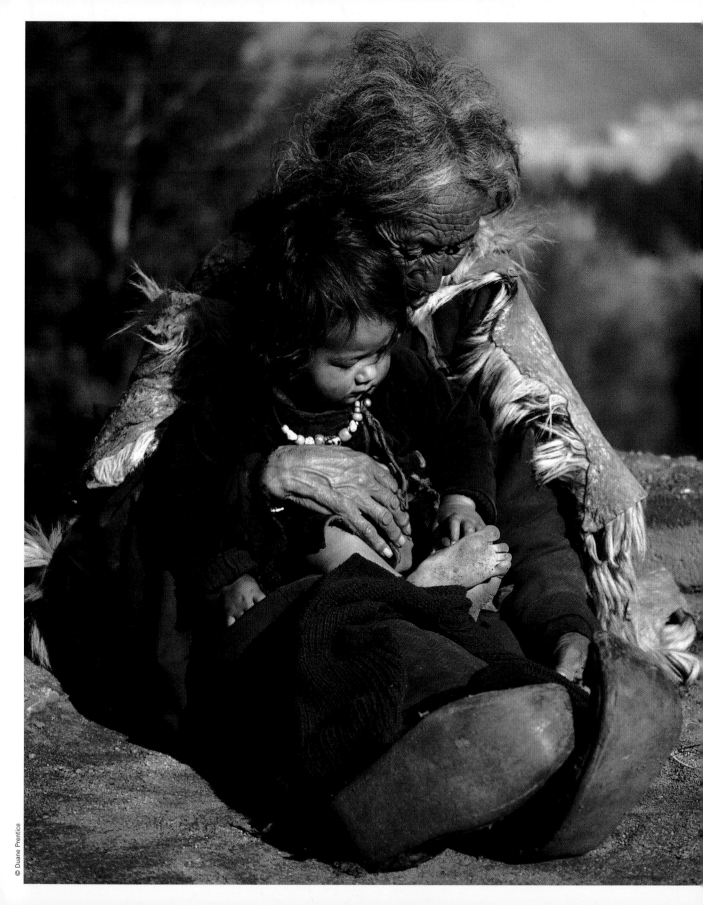

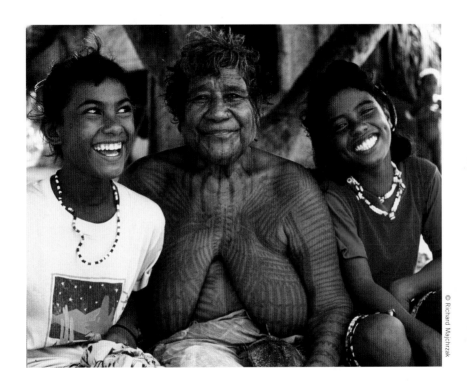

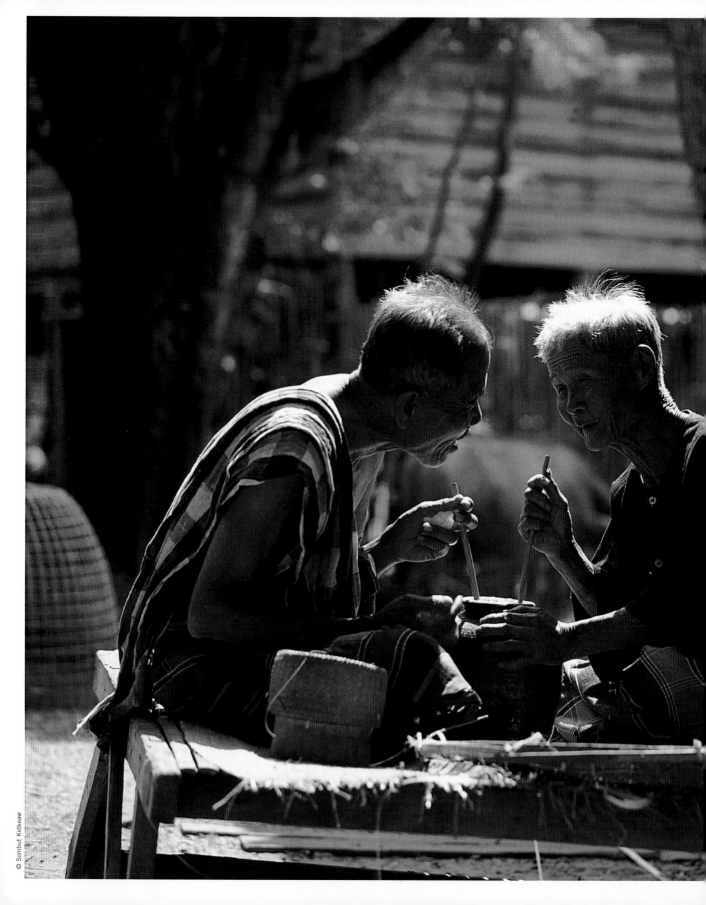

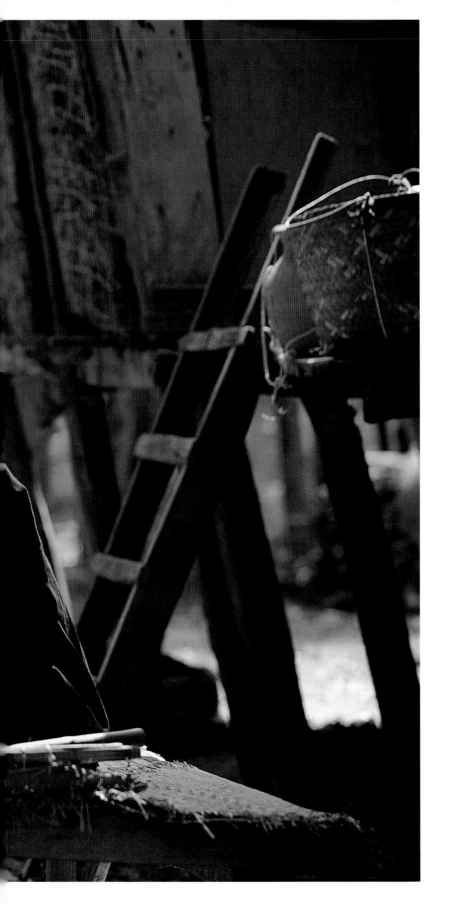

Laat in de verrukking van vriendschap gelach zijn... en het **delen** van genoegens.

[KAHLIL GIBRAN]

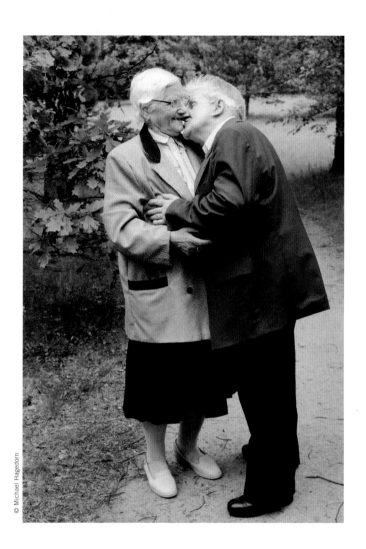

Niemand die het waard is om te worden

bezeten kan echt worden bezeten.

[SARA TEASDALE]

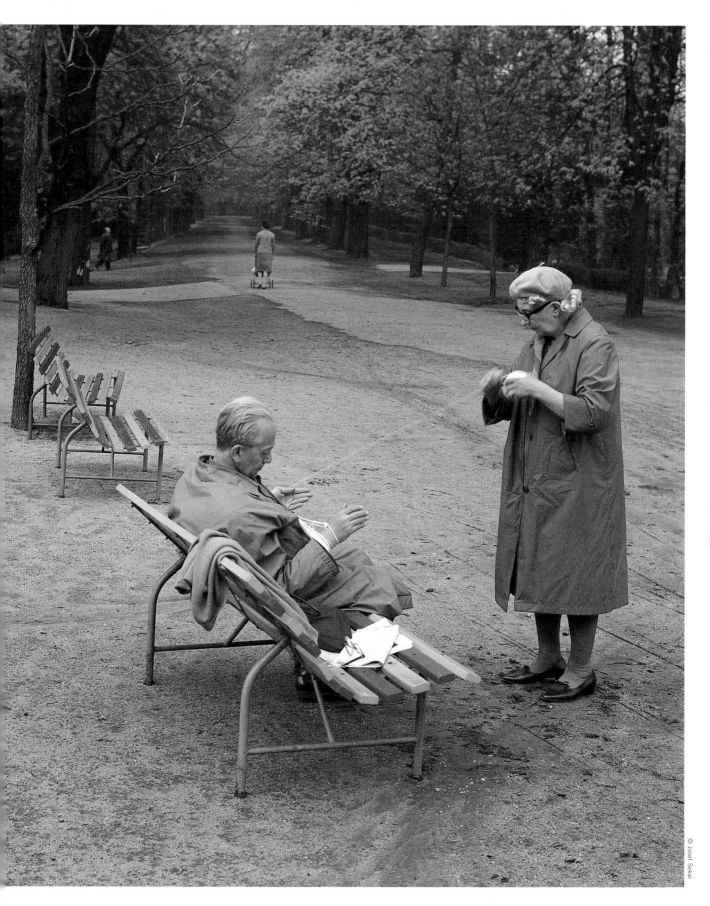

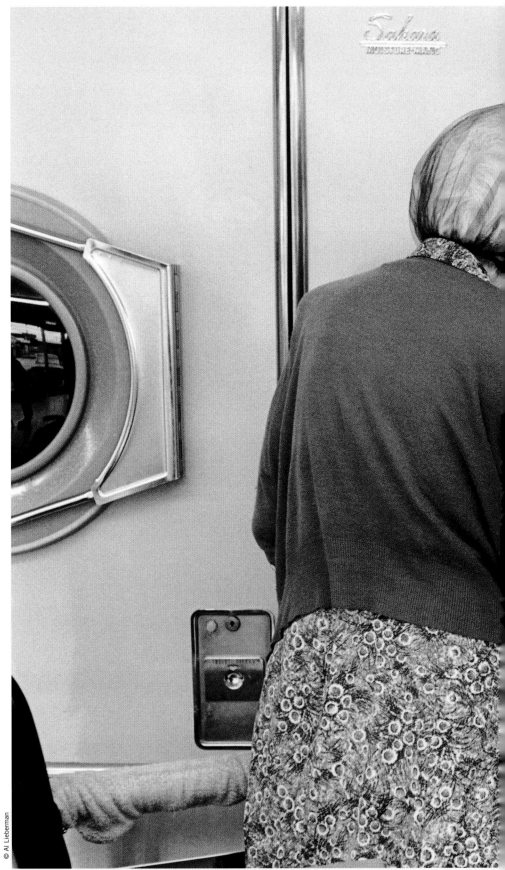

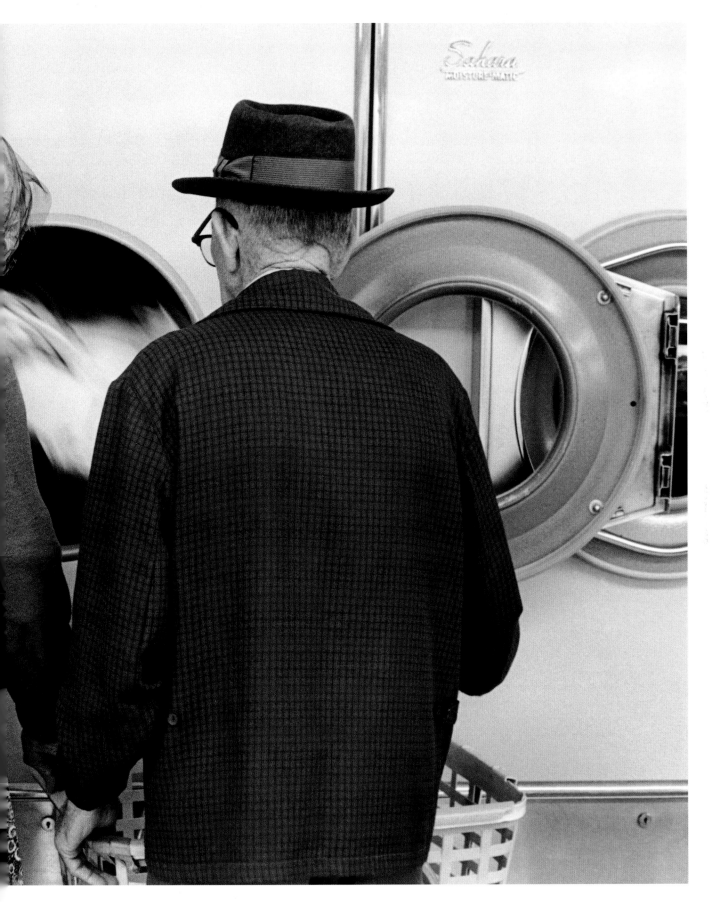

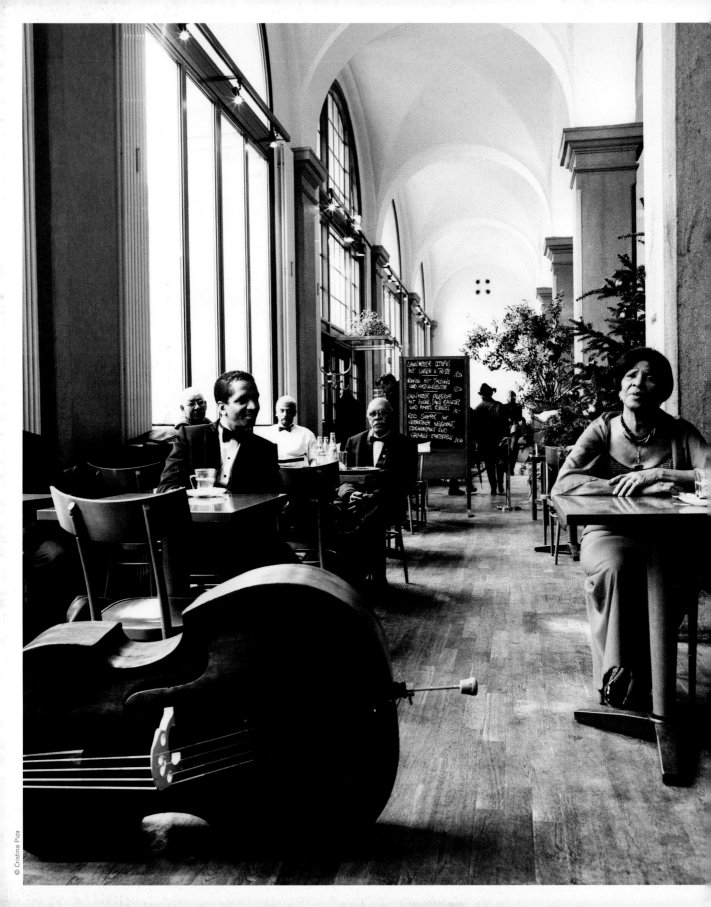

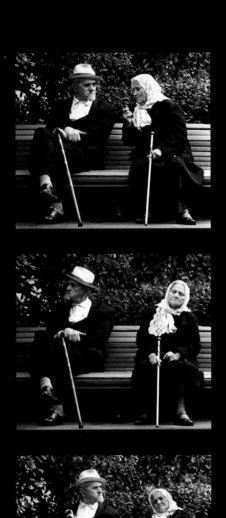

Liefde op het eerste gezicht is
gemakkelijk te begrijpen.
Pas als twee mensen na

jaren nog altijd met

plezier naar elkaar kijken,
wordt het een wonder.

[SAM LEVENSON]

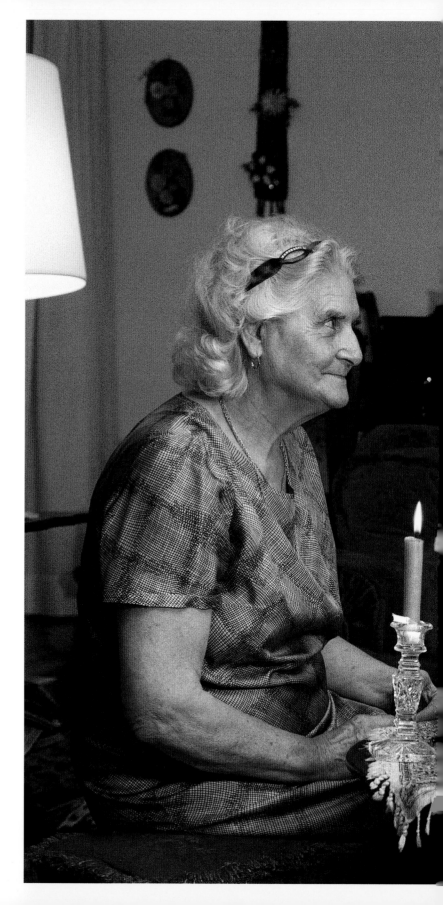

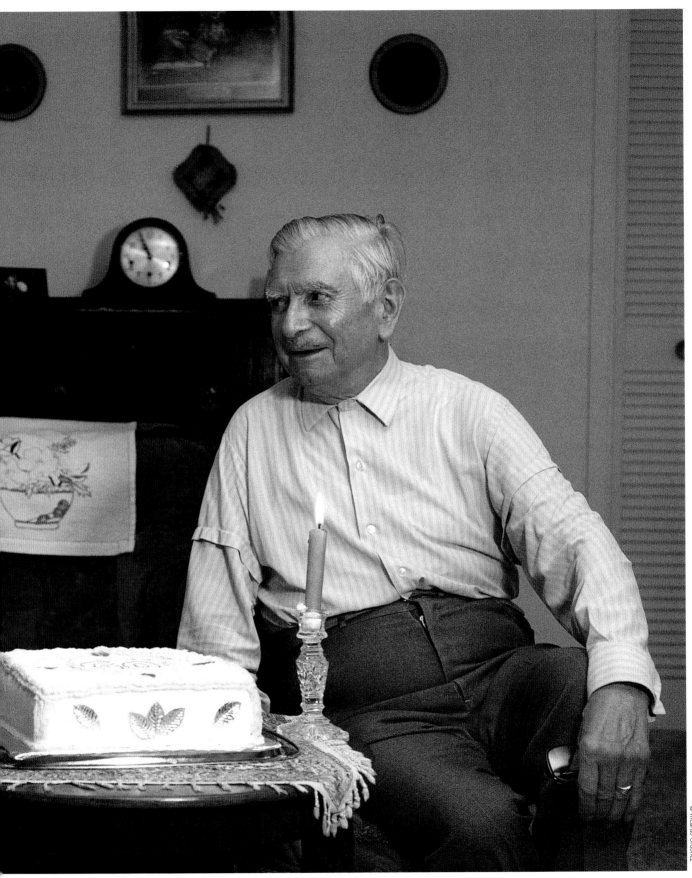

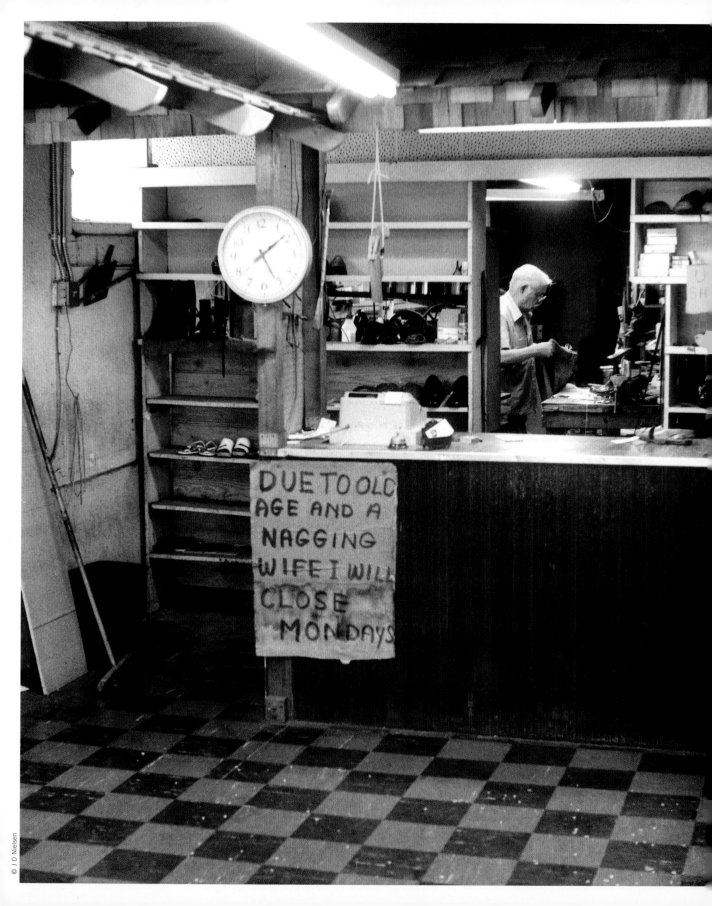

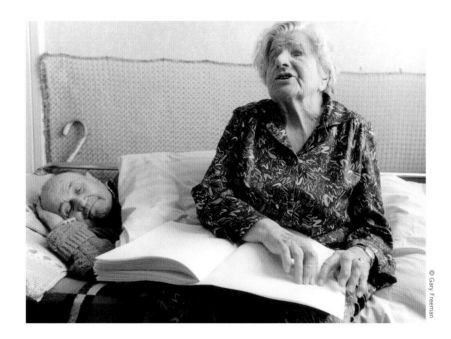

Niets is mooier dan de liefde die

de stormen des levens heeft doorstaan.

[JEROME K JEROME]

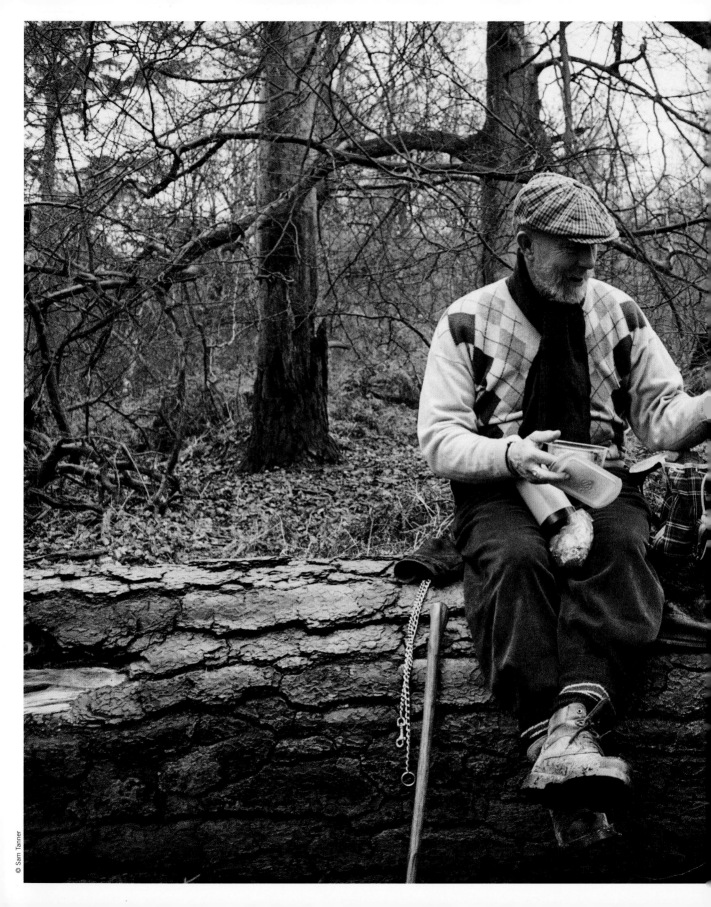

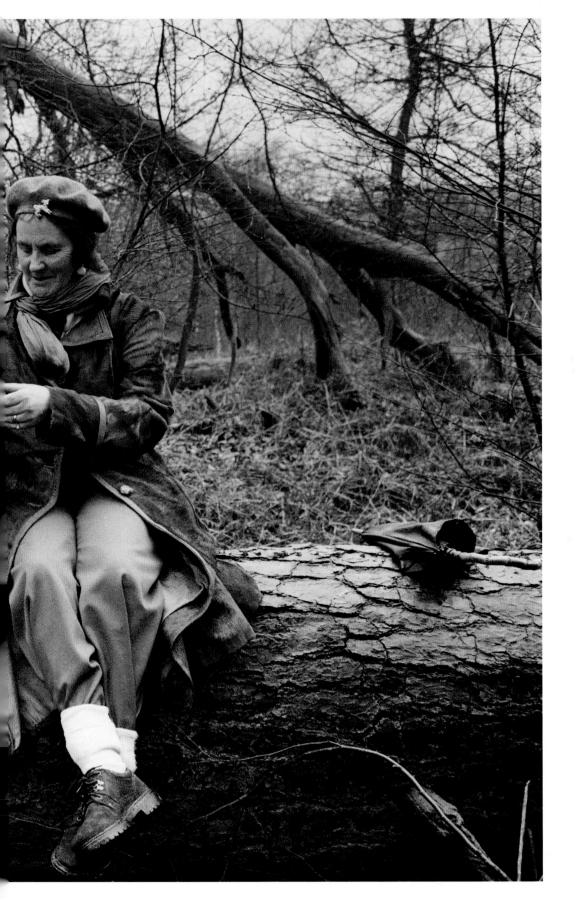

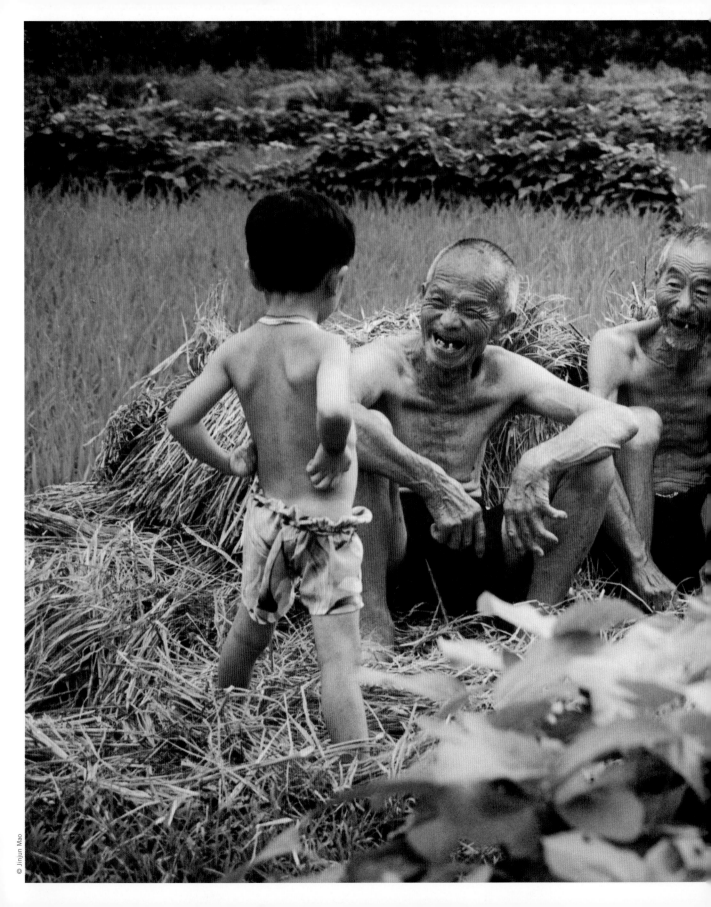

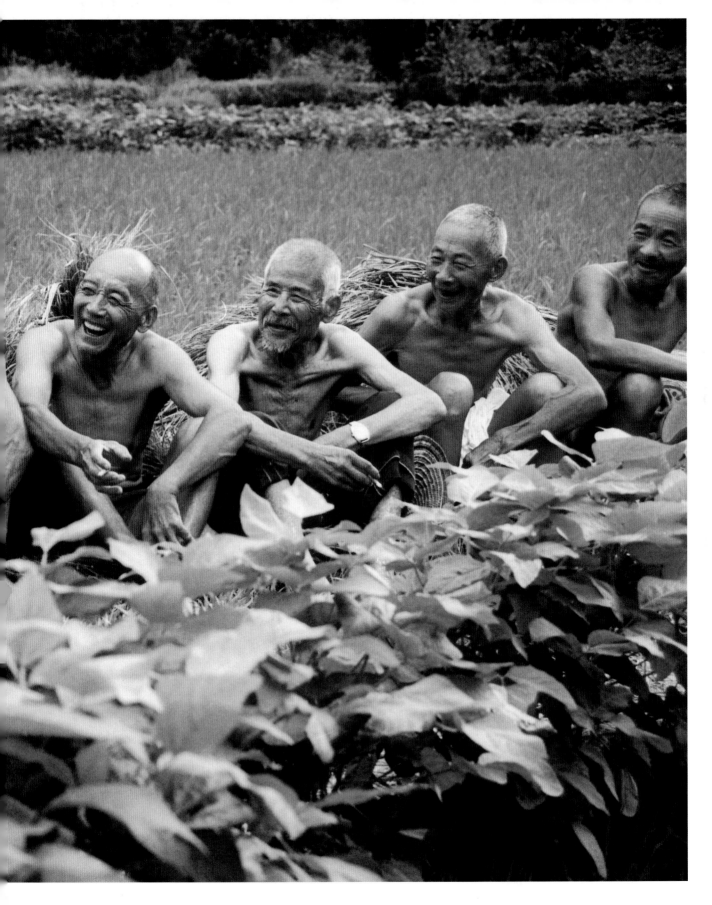

Een vriend is als het ware een tweede ik.

[CICERO]

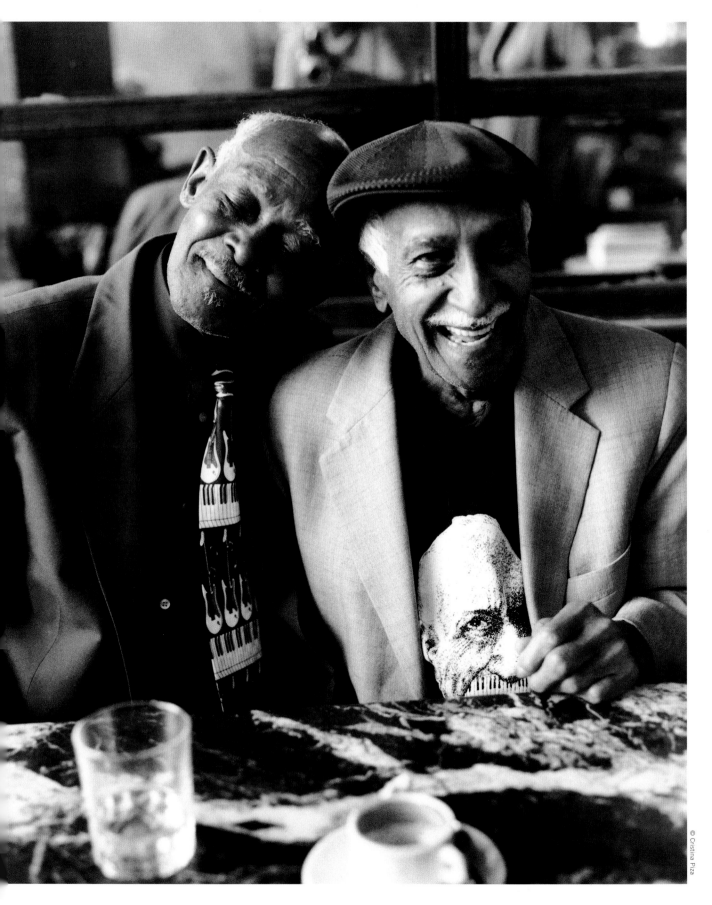

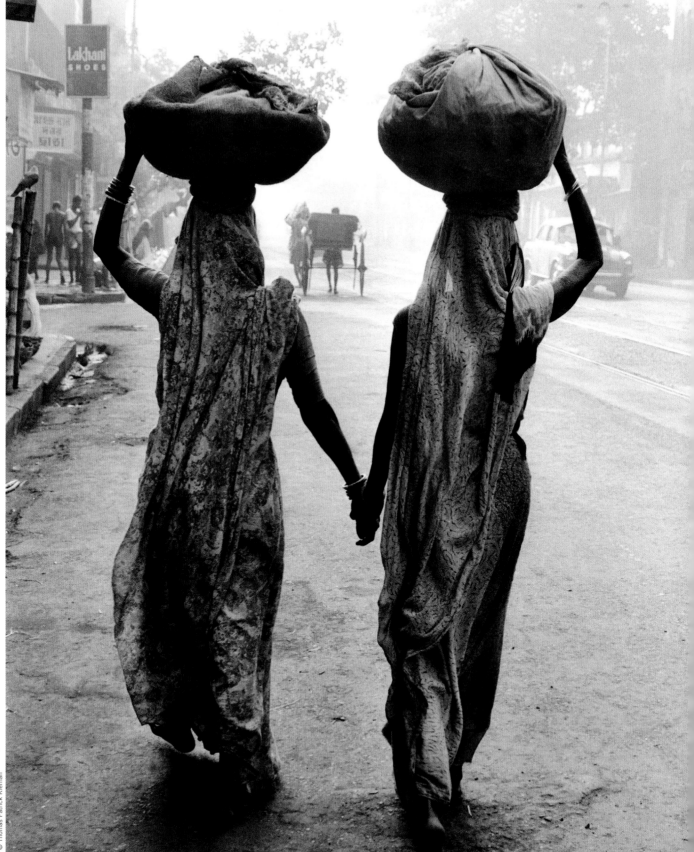

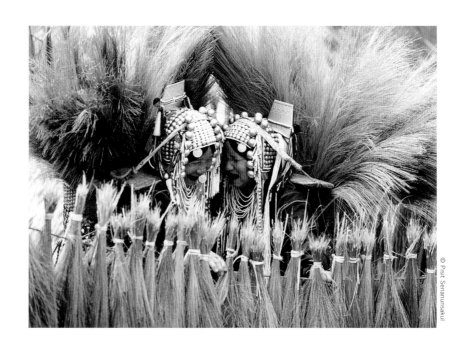

Met elkaar **lachen** is de kortste

verbinding tussen twee mensen.

[VICTOR BORGE]

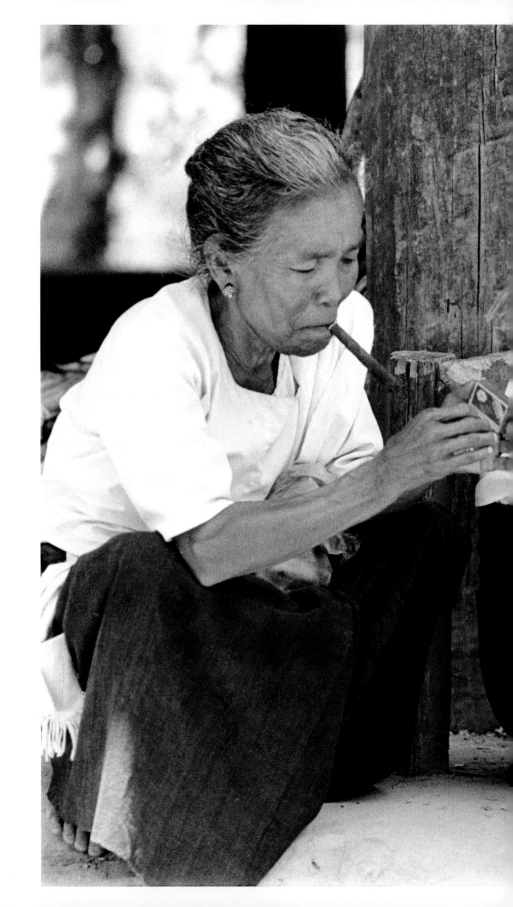

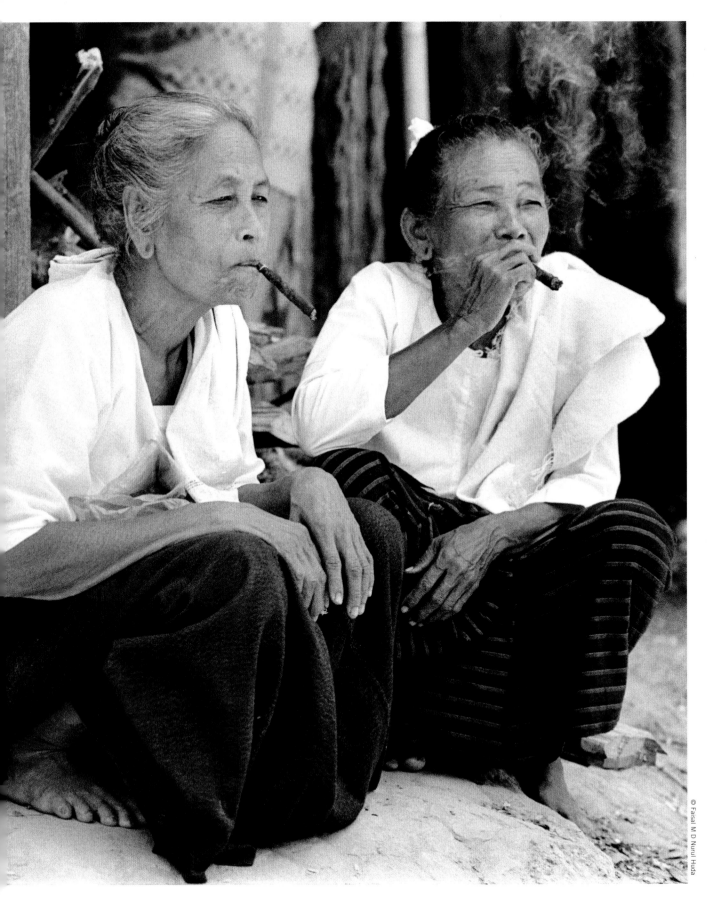

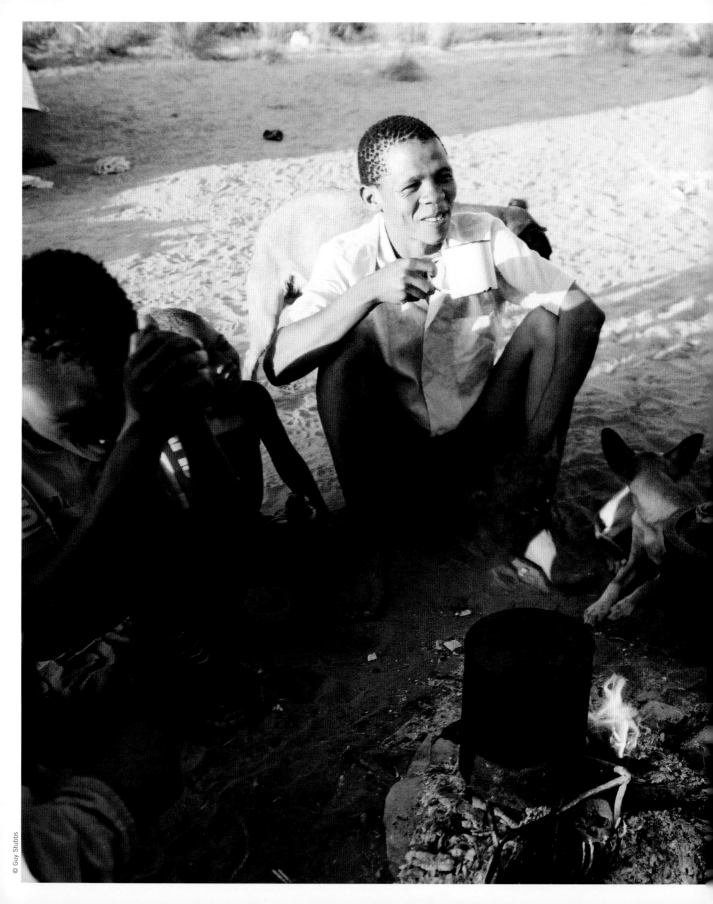

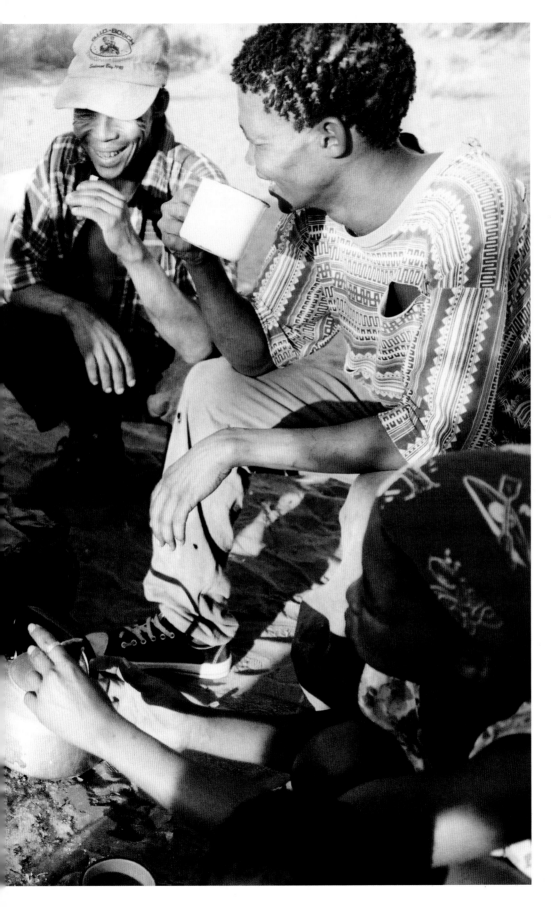

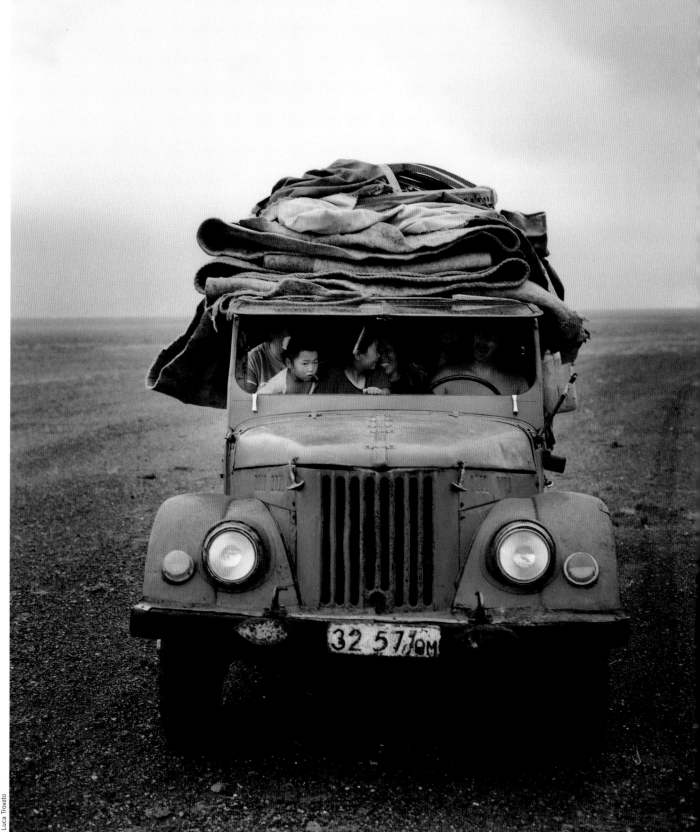

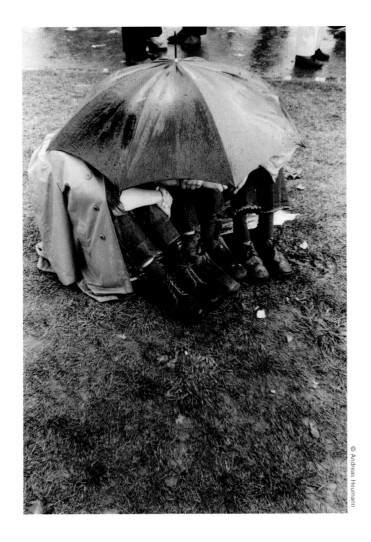

© Andreas Heumann

Ware vrienden zijn een veilige haven.

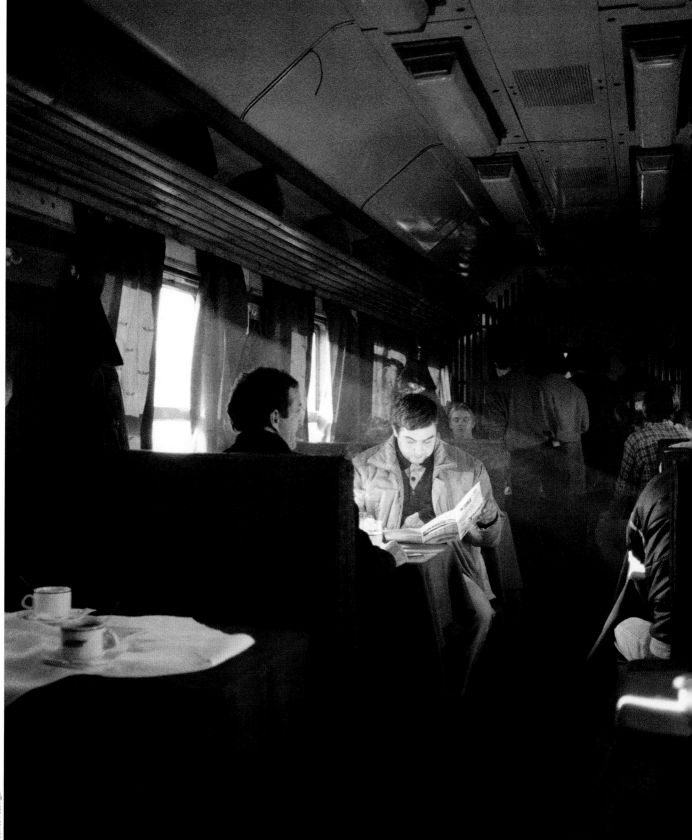

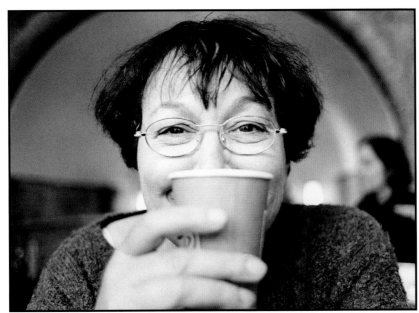

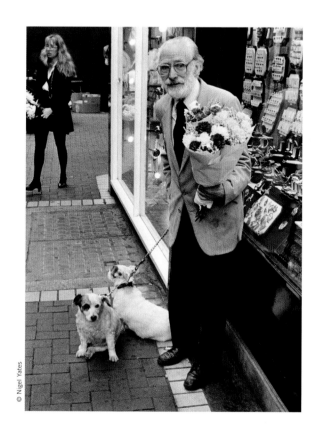

© Nigel Yates

Velen in de wereld snakken naar een
stukje brood, maar er zijn er nog veel meer die

snakken naar een beetje liefde.

[MOEDER TERESA]

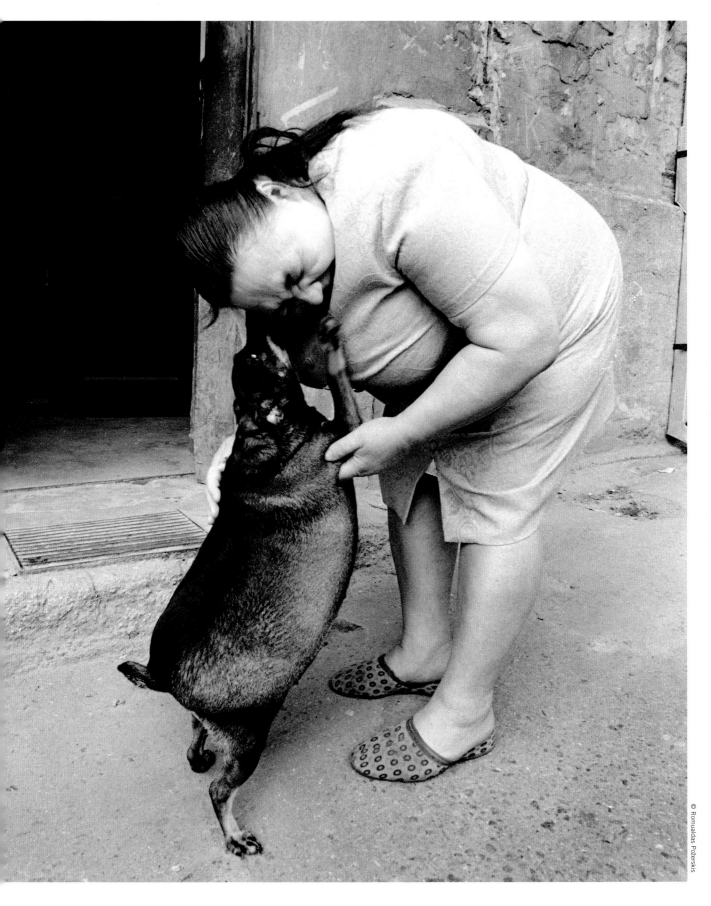

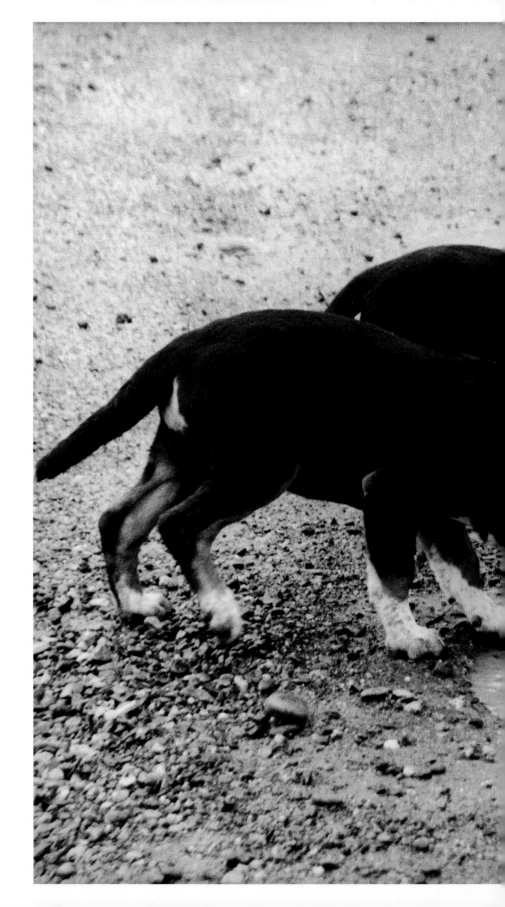

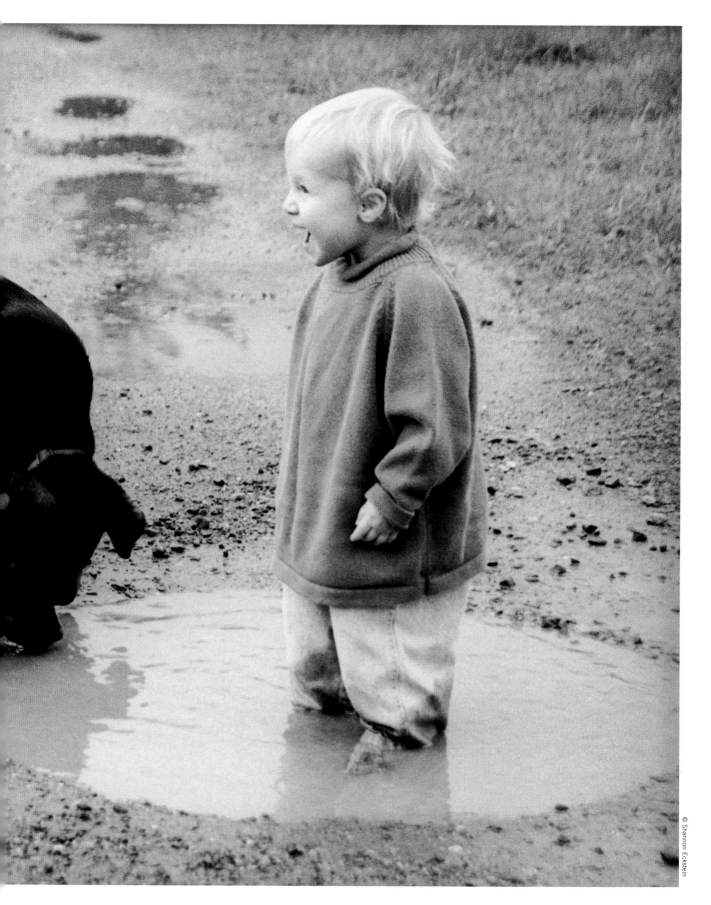

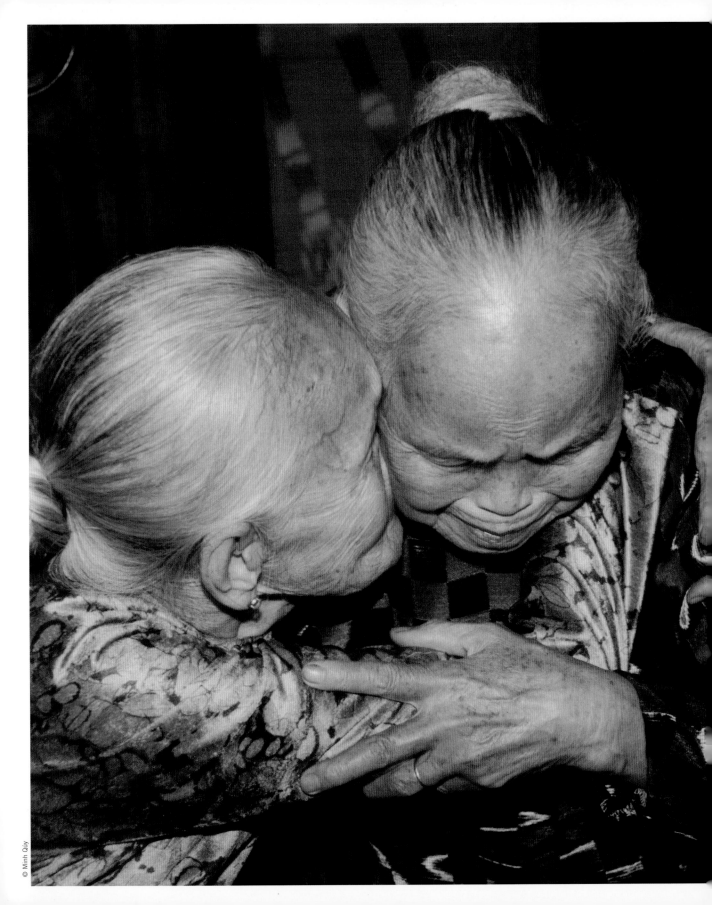

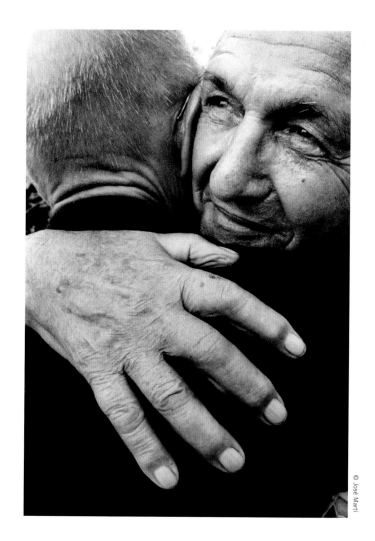

© José Martí

De $moed$ om te leven...

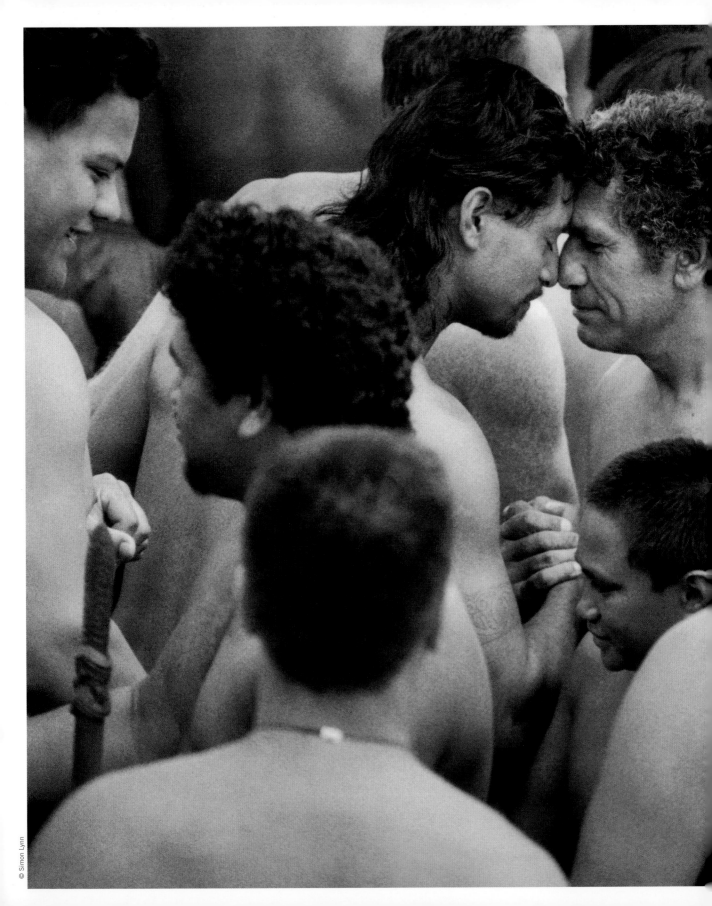

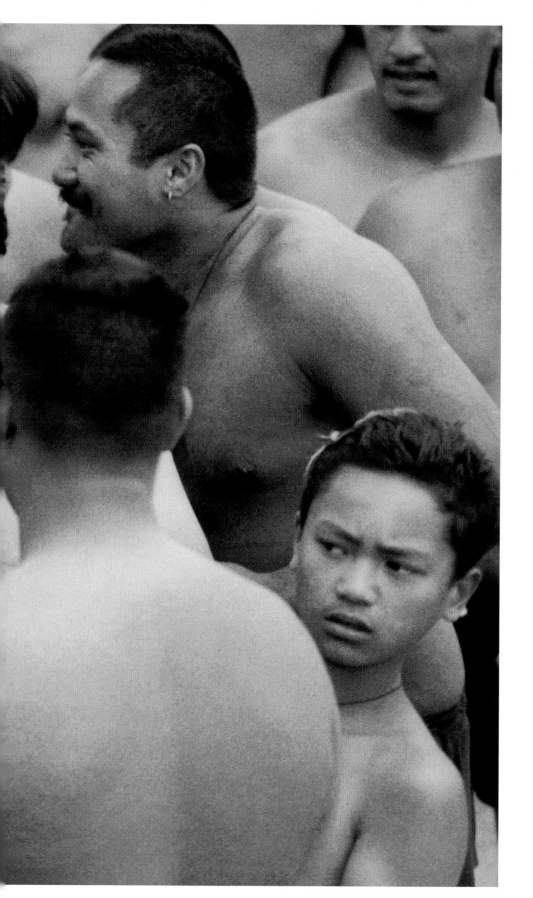

Een mens kan in zijn eentje niet overleven. Hij heeft de nabijheid van anderen nodig.

[DALAI LAMA]

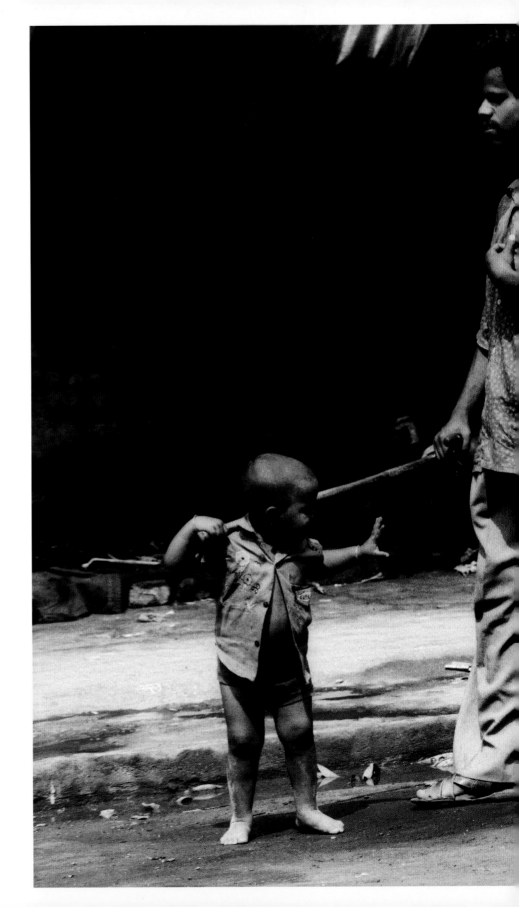

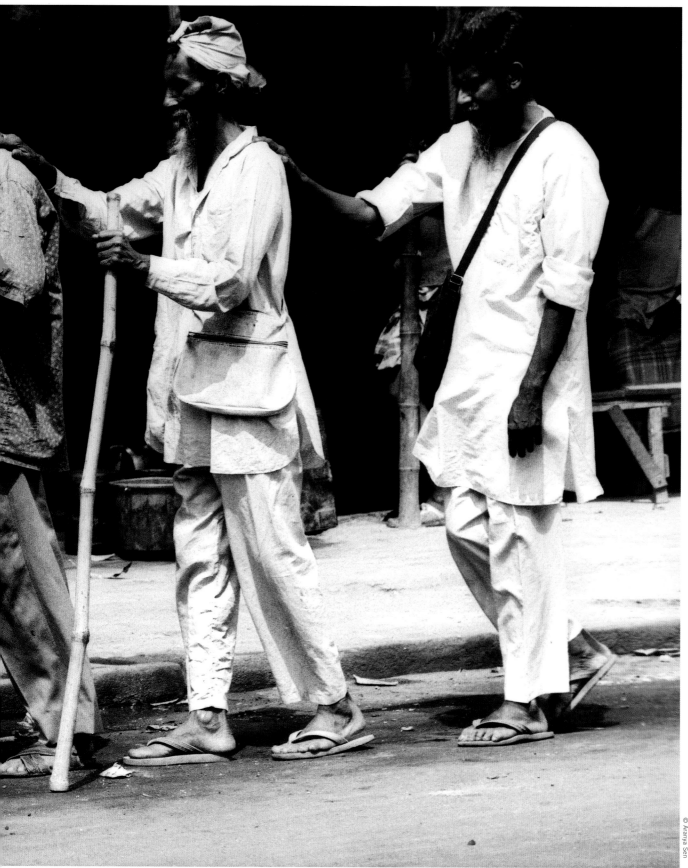

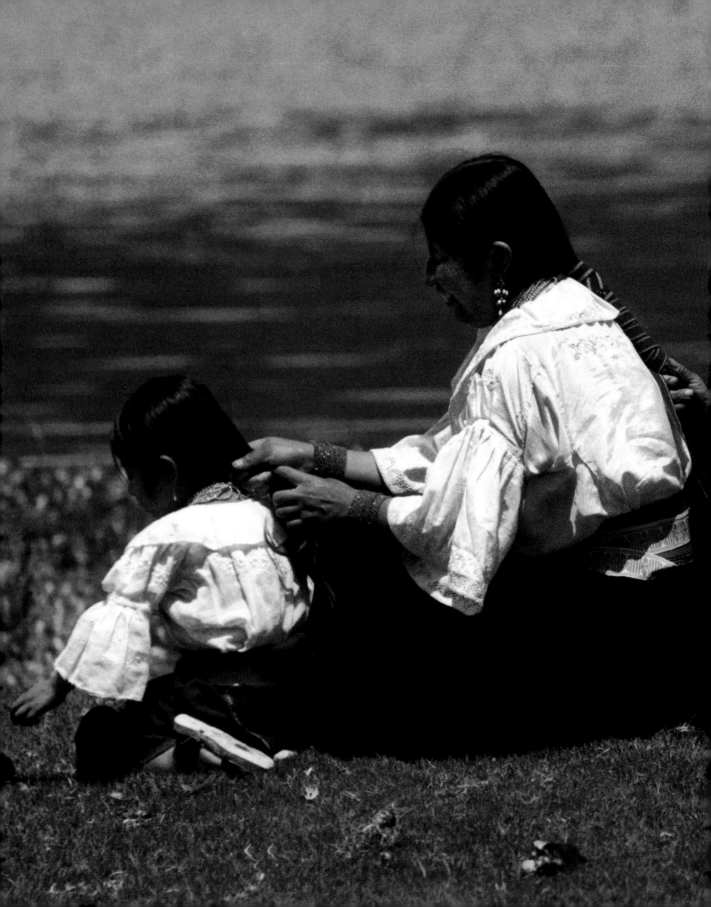

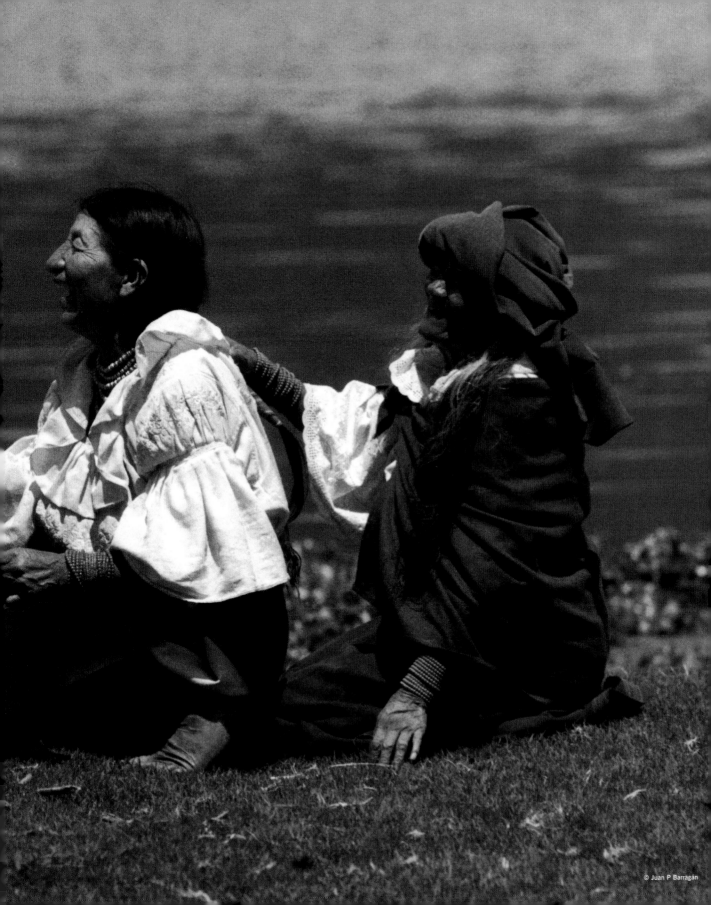

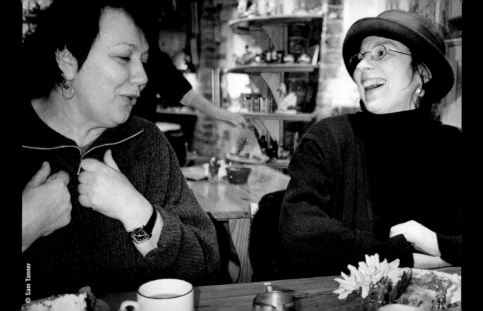

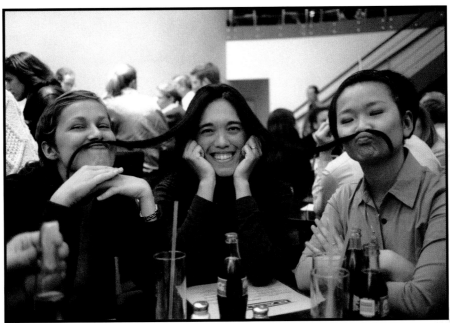

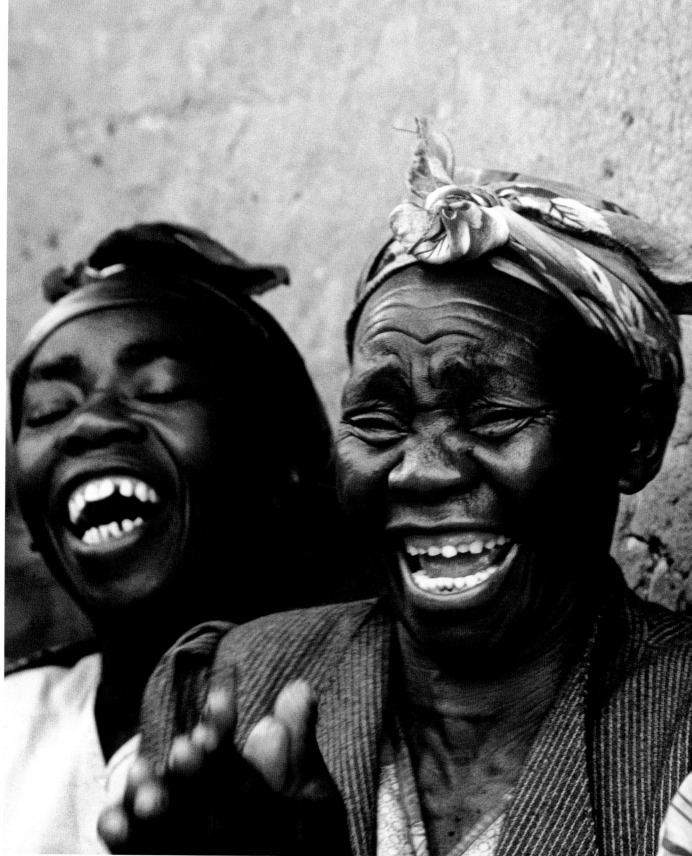

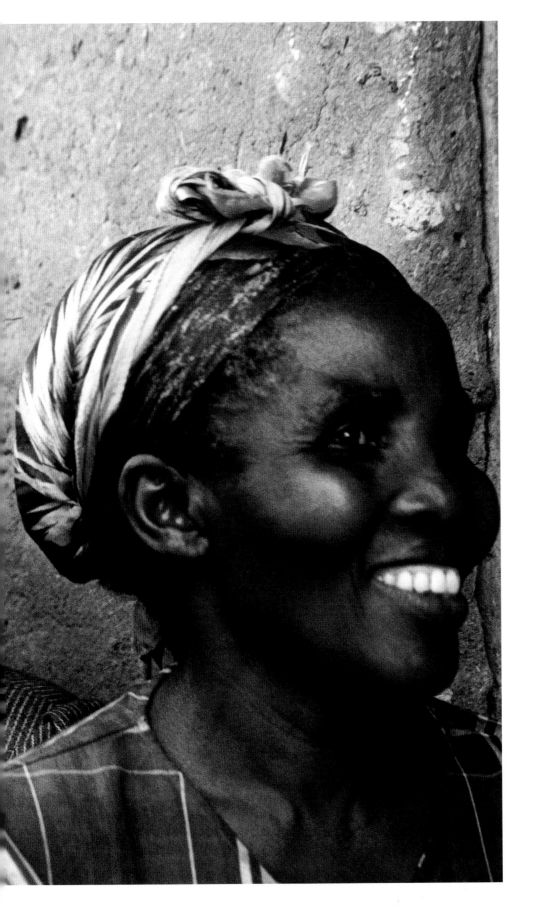

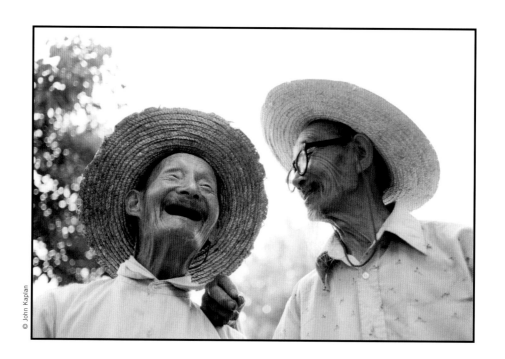

Liefde is slechts het ontdekken van onszelf in anderen

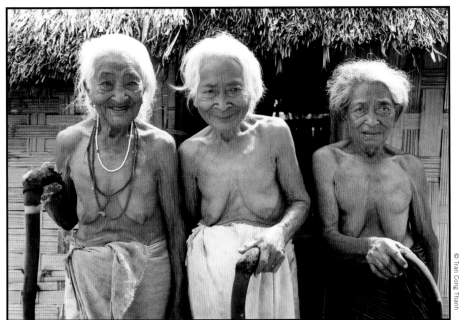

© Tran Cong Thanh

...en daarna de verrassende ervaring van de herkenning.

FOTOGRAFEN

EN HUN WERK

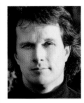

Kris Allan
ENGELAND

Kris Allan is autodidact. Hij begon zijn carrière met het documenteren van het leven in de Wandsworth gevangenis in Londen. Sinds die tijd zijn Kris' foto's tentoongesteld, o.a. op de ICA in Londen en in het Nederlands Instituut voor de Fotografie in Rotterdam.

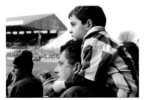

© 1997 Kris Allan

Vader en zoon op het voetbalveld van Goldstone in het Engelse Hove.

Olympus OM1N, 50 mm, Kodak Tri-X 400/135,
Belichting geen gegevens

Marcy Appelbaum
VERENIGDE STATEN

Marcy Appelbaum is afgestudeerd aan het South-Eastern Center for Photographic Studies in Daytona, Florida. Ze heeft tot 1993 bij een aantal kranten gewerkt. Daarna ging ze freelance werken. Marcy heeft de eerste prijs gewonnen in de competitie van *Communication Arts*.

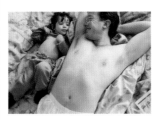

© 1998 Marcy Appelbaum

In Jacksonville, Florida, wil de tweejarige Rose wel eens weten of haar naveltje lijkt op dat van haar vader.

Nikon N90, 35 mm, Kodak Tri-X/135,
Belichting f2-1/30

Juan P Barragán
ECUADOR

Juan Barragán, een geboren Ecuadoriaan, heeft natuurkunde gestudeerd in Boston, en psychologie in Genève. Momenteel leidt hij zijn eigen bedrijf, Acción Creativa, en is hij hoofdredacteur van *Sin Limites*, een Ecuadoriaans jeugdblad.

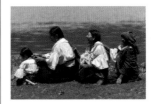

© 1998 Juan P Barragán

In stand houden van de traditie aan het San Pablomeer in Ecuador. Vier generaties van een Imbabura familie verzorgen hun haar op de traditionele wijze – van rechts naar links: Mama-Rosa, Rosa, Rosa Elena en Miriam.

Nikon F2, 180 mm, Ilford/135,
Belichting geen gegevens

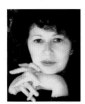

Anne Bayin
CANADA

Anne Bayin is televisieproducente in Toronto, en schrijfster. Zij produceert onder andere het programma *The Journal* voor CBS. Zij in de leer geweest is bij de bekende fotografen Freeman Patterson en Len Jenshel. Anne heeft veel gefotografeerd en heeft al verscheidene tentoonstellingen achter de rug.

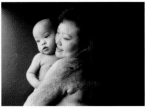

© 1995 Anne Bayin

Kim Phuc was het onderwerp van de bekendste foto (1972) uit de Vietnamese oorlog. Op die foto stond Kim zwaar verbrand door napalm. Kim dacht altijd dat jongens haar niet aantrekkelijk zouden vinden vanwege haar littekens, maar ze is getrouwd en woont in Canada. Ze is Goodwill Ambassador voor UNESCO. Foto gemaakt bij de eerste verjaardag van Kims zoon Thomas.

Nikon F601, 35–70 mm, Kodak Gold 200/135,
Belichting geen gegevens

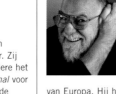

Gunars Binde
LETLAND

Gunars Binde is in 1958 begonnen met fotograferen. In 1970 werd hij uitgeroepen tot een van de tien beste fotografen van Europa. Hij heeft deelgenomen aan talloze tentoonstellingen en veel prijzen gewonnen. Gunars heeft in Litouwen een eredoctoraat ontvangen en mag in Oostenrijk een eretitel voeren. Tegenwoordig woont hij in Riga, Letland.

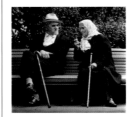

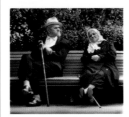

© Gunars Binde [zonder jaar]

Het familieprobleem – gezichtspunten worden uitgewisseld op een bank in Moskou.

Saliut TAIR 3, 5.6/300 mm, Foto/180,
Belichting 1/60

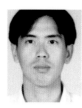

Krisadakorn Chaiyaphaka
THAILAND

Krisadakorn Chaiyaphaka heeft een administratieve opleiding gevolgd aan de universiteit van Ramkhamhaing in Thailand. Momenteel is hij aannemer. Hij is een gedreven fotograaf en lid van de Photographic Society in Thailand.

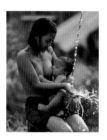

© 1997 Krisadakorn Chaiyaphaka

Een beeld van liefde en tevredenheid in Chiang Rai, als een jonge vrouw haar baby wast en voedt.

Nikon F801S, 80-200 mm, Fuji/135,
Belichting f4-1/250

Claude Coirault
TAHITI

Claude Coirault werd op Guadeloupe, Frans West-Indië, geboren. Hij studeerde wis- en natuurkunde en talen aan een universiteit in Parijs, voordat hij zich ging wijden aan fotografie. Hij is fotograaf van diverse onderwerpen geweest in een aantal uiteenlopende landen. Momenteel woont hij in Papeete op Tahiti.

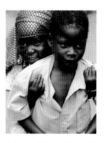

© Claude Coirault [zonder jaar]

Onafscheidelijke metgezellen. De verbondenheid en liefde van een broertje en een zusje, vastgelegd in Ivoorkust, West-Afrika.

Geen technische gegevens

Roberto Colacioppo
ITALIË

Roberto Colacioppo is een beroepsfotograaf in Lanciano. Hij specialiseert zich in bruiloften, portret- en modefotografie.

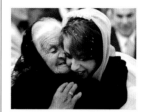

© 1999 Roberto Colacioppo

Een welgemeende omhelzing door de overgrootmoeder van een jonge bruid. De oude dame van 97 en haar achterkleindochter zijn de enige leden van de familie die nog in het Italiaanse bergdorp Roccaspinalveti wonen.

Nikon F4S, 2.8/80–200 mm, Kodak/135,
Belichting geen gegevens

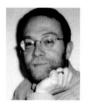

Eddee Daniel
VERENIGDE STATEN

Eddee Daniel is al ruim twintig jaar fotograaf en leraar. Hij woont in de Verenigde Staten en werkt in een aantal stijlen, van documentair tot experimenteel. Eddee is ook schrijver en op een aantal exposities heeft hij poëzie en fotografie gecombineerd.

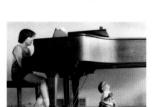

© 1987 Eddee Daniel

Een Aha-Erlebnis in Sauk City, Wisconsin, als de eenjarige Chelsea beseft waar de muziek vandaan komt.

Nikon FE, 50 mm, Kodak Tri-X/135, Belichting geen gegevens

Rajib De
INDIA

Rajib De werd geboren in Chandannagore, India. Na in 1987 te zijn afgestudeerd, ging hij werken bij een vooraanstaande krant, de *Telegraph*. De afgelopen vijf jaar is hij de senior fotograaf geweest bij *The Statesman* in Calcutta. In 1995 won Rajib een prijs van de UNESCO. Hij heeft ook twee prijzen gewonnen van de Photographic Association of India.

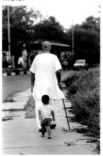

© 1994 Rajib De

De driejarige Tito volgt een 82-jarige leraar op de voet, op een middagwandeling door Calcutta.

Nikon F3, 2.8/135 mm, Orow/135,
Belichting f4-1/125

Christel Dhuit
NIEUW-ZEELAND

Christel Dhuit werd in Frankrijk geboren en opgevoed, verhuisde vervolgens naar Londen en woont nu in Nieuw-Zeeland. Ze studeert grafische vormgeving en fotografie in Auckland. Ze doet ook freelance fotowerk.

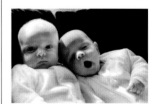

© 1999 Christel Dhuit

Het is dan wel een tweeling, maar hun reacties lopen erg uiteen. Vijf maanden oude zusjes in Auckland.

Canon A1, 50 mm, Kodak T-max 400/135,
Belichting geen gegevens

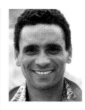

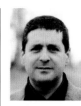

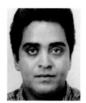

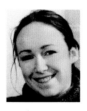

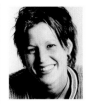

Shannon Eckstein
CANADA

Shannon Eckstein is in Canada geboren. Ze reisde in zeven jaar de wereld rond voordat ze naar Vancouver terugkeerde. In 1998 begon zij haar eigen bedrijf, Silvershadow Photographic Images, dat zich specialiseert in vernieuwende zwart-witfotografie voor een breed scala van cliënten.

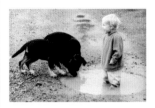

© 1998 Shannon Eckstein

Het is opgehouden te regenen in Chilliwack, en de achttien maanden oude Kiana wil niets liever dan een nieuwe plas verkennen met de hulp van haar hondjes Tasia en Belle.

Nikon F90X, 70-200 mm, Kodak Tri-X 400/135,
Belichting f5.6/8-1/200

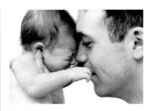

© 1999 Shannon Eckstein

Neusbegroeting in Vancouver. Nieuwbakken vader Davy ontdekt de juiste manier om contact te leggen met zijn dochtertje Ciara, negen dagen oud.

Nikon 90X, 24-120 mm, Agfa 100/135, Belichting f5.6-1/125

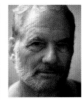

Victor Englebert
VERENIGDE STATEN

Victor Englebert is autodidact en heeft een tiental fotoboeken geschreven en uitgegeven. Hij heeft bij dertig verschillende stammen geleefd, op drie continenten, en de fotografische verslagen daarvan zijn verschenen in talrijke publicaties waaronder *National Geographic, Paris Match, International Wildlife* en de Londense *Sunday Times*.

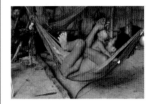

© 1981 Victor Englebert

In het tropische regenwoud van Brazilië ontspant een Yanomami-indiaan zich in een hangmat uit stroken schors, en speelt met zijn jonge kleinzoon.

Leica M2, 35 mm, Kodachrome 64/135,
Belichting f2.8-1/30

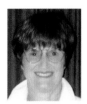

Barbara Judith Exeter
NIEUW-ZEELAND

Barbara Judith Exeter is amateurfotografe en woont in het Nieuw-Zeelandse Napier. Haar favoriete onderwerpen zijn de kinderen en kleinkinderen van haar familie.

© 1998 Barbara Judith Exeter

Veel opluchting op het gezicht van de moeder na de geboorte van haar eerste kind in Hastings, Nieuw-Zeeland. Na een bevalling van 32 uur is Linda uitgeput maar in de wolken, terwijl vader Wayne baby Braeden, amper vijf minuten oud, bewondert.

Weathermatic 35DL, 3.5/35 mm,
Kodak Kroma/135, Belichting geen gegevens

James Fassinger – zie pagina 142

Bill Frakes
VERENIGDE STATEN

Bill Frakes is een bekende beroepsfotograaf. Hij heeft in ruim vijftig landen gewerkt en heeft momenteel een contract met *Sports Illustrated* lopen. Zijn foto's zijn de afgelopen twintig jaar in tijdschriften en kranten verschenen, en hij heeft reclamewerk gedaan. Bill heeft de Pulitzer Prize gewonnen.

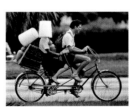

© Bill Frakes [zonder jaar]

Per tandem. Een nieuwe manier om te verhuizen, gefotografeerd in Miami Beach.

Geen technische gegevens

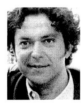

Pepe Franco
VERENIGDE STATEN

Pepe Franco kreeg belangstelling voor fotografie toen hij zijn eerste camera kocht met geld dat hij als stratenmaker had verdiend. Na zijn studie sociologie besloot hij een carrière in de fotografie te beginnen. Sinds 1984 is hij beroepsfotograaf. Hij werkt vooral in Spanje en recentelijk ook in Mexico en de Verenigde Staten.

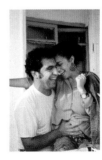

© 1992 Pepe Franco

Aanstaande vader Angel moet lachen als hij een grapje vertelt aan zijn ongeboren baby. Deze foto van Angel en zijn vrouw Isabel werd gemaakt tijdens een familiefeestje in het Spaanse Aguilas.

Leica M6, 50 mm, Kodak/135,
Belichting geen gegevens

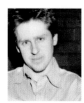

Gary Freeman
ENGELAND

Gary Freeman is als fotograaf afgestudeerd aan de Nottingham Trent University. Verder heeft hij in Brussel en Praag gestudeerd. Momenteel werkt Gari als freelance fotograaf in Shipley, Groot-Brittannië.

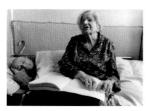

© 1998 Gary Freeman

In een stadje in Moravië zorgt een blinde vrouw voor haar oudere, zieke man. Terwijl hij uitrust, leest ze hem voor uit een brailleboek.

Canon EOS 1N, 28 mm, Kodak Tri-X/135, Belichting f5.6-1/125

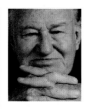

Tomas D W Friedmann
ITALIË

Tomas Friedmann, wiens moeder fotograaf was, kwam in 1951 uit Israël naar New York. Daar won hij een prijs bij een door Life uitgeschreven wedstrijd voor jonge fotografen, maar als fotograaf kwam hij niet aan de bak. Dus begon hij zijn eigen agentschap – Pip Photos Inc. – dat zoveel succes boekte, dat hij in 1970 stil kon gaan leven aan de Italiaanse Rivièra. Vier agenten, in New York, Tokyo, Duitsland en Zwitserland, vertegenwoordigen hem.

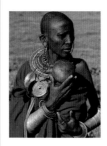

© 1962 Tomas D W Friedmann

Beschermd en gekoesterd. In het gebied van de Masai in Tanzania, draagt een moeder voorzichtig haar kind.

Nikon, Nikormat 35–75 mm, Kodachrome/135, Belichting f8-1/250

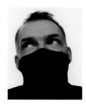

Peter Gabriel
VERENIGDE STATEN

Peter Gabriel werd in Zuid-Korea geboren en verhuisde later met zijn familie naar Oostenrijk. Hij studeerde medicijnen in Wenen en trok toen naar de Verenigde Staten, waar hij belangstelling kreeg voor fotografie. Peter werkt nu als fotograaf in New York.

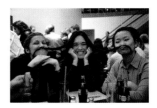

© 1999 Peter Gabriel

Een modebewust trio ontdekt het perfecte accessoire in een New-Yorks café.

Contax T2, 38 mm, Ilford Delta 400/135, Belichting f4-1/15

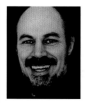

David M Grossman
VERENIGDE STATEN

David M Grossman is freelance fotograaf in New York. Hij legt zich toe op het fotograferen van mensen en heeft voor een scala aan opdrachtgevers gewerkt, waaronder tijdschriften, reclamebureaus en de gezondheidssector. Davids werk is te vinden in openbare en privé-collecties.

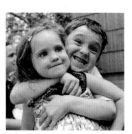

© 1998 David M Grossman

Broer en zus. De zesjarige Ethan knuffelt de vierjarige Emory op een verjaardagsfeestje in Brooklyn.

Canon T90, 28 mm, Kodak Tri-X/135, Belichting geen gegevens

Louise Gubb
ZUID-AFRIKA

Louise Gubb is al ruim 20 jaar freelance fotografe. Zij heeft lang in Afrika gewerkt en heeft in de Verenigde Staten en het Midden-Oosten gewoond en gewerkt. Momenteel werkt zij voor SABA Press. Ze woont in Kaapstad.

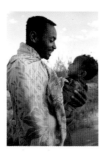

© 1999 Louise Gubb

De liefdevolle familieband verenigt een vader met zijn zoon aan de rivier de Fiherenana in Madagaskar. De Malagassiërs kwamen naar deze streek om er saffieren te delven.

Nikon F90, 35 mm, Kodak E100 SW/135, Belichting f5.6-1/125

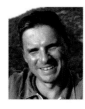

Michael Hagedorn
DUITSLAND

Michael Hagedorn is freelance fotojournalist in Rellingen bij Hamburg. Hij werkt voor Duitse en internationale tijdschriften en kranten, en ook voor het bedrijfsleven. Momenteel werkt Michael aan een langetermijnproject over het eiland Java, en verzamelt hij materiaal voor een nieuw boek.

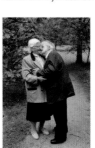

© 1999 Michael Hagedorn

Laatbloeiers. Walter verrast Frieda met een spontane kus tijdens een wandeling in het park in Henningsdorf. Hoewel Walter en Frieda elkaar al lange tijd kenden, bloeide hun liefde pas op toen de respectievelijke partners gestorven waren en zij buren werden in een verzorgingshuis.

Canon EOS 5, 45 mm, Kodak T400 CN/135, Belichting geen gegevens

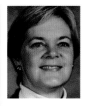

Linda Heim
VERENIGDE STATEN

Linda Heim woont in Delmar in Albany, en werd opgeleid als sportlerares. Zij is een toegewijd amateurfotografe en fotografeert een groot aantal onderwerpen.

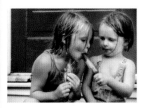

© 1999 Linda Heim

Een proeverij in Averill Park, New York. De vijf jaar oude Abigail wil wel eens zien of de lolly van Samantha anders smaakt dan de hare.

Canon T90, 28-200 mm, Kodak/135, Belichting geen gegevens

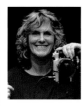

Doreen Hemp
ZUID-AFRIKA

Doreen Hemp woont in Zuid-Afrika. Zij is afgestudeerd aan de kunstacademie en gebruikt vaak foto's in haar kunst. Haar foto's zijn verschenen in een aantal Zuid-Afrikaanse boeken en tijdschriften.

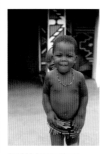

© 1993 Doreen Hemp

Van hetzelfde slag. Gekleed in de traditionele met kralen bestikte lendendoeken en halssnoeren van de stam, spelen twee Ndebele kinderen voor hun huis in Kwandebele.

Pentax K1000, 50 mm, Fujichrome/135, Belichting f5.6-1/60

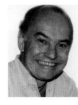

Andreas Heumann
ENGELAND

Andreas Heumann werd in Duitsland geboren en groeide op in Zwitserland. Zijn foto's zijn te vinden in de collecties van het Victoria and Albert Museum in Londen, het Kodak Museum of Photography in Rochester in de Verenigde Staten en in talrijke privé-collecties. Hij heeft veel prijzen gewonnen, waaronder de Agfa Picture of the Year 1994, Communications Arts Award of Excellence 1994 en zes Golden Awards van de Association of Photographers UK.

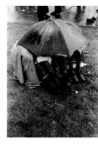

© 1972 Andreas Heumann

Dekking zoeken. Drie vrienden schuilen met z'n allen onder één paraplu terwijl ze geduldig wachten op het begin van een openluchtconcert in Londen.

Leica M4, 35 mm, Kodak/135, Belichting geen gegevens

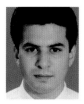

Faisal M D Nurul Huda
BANGLADESH

Faisal Nurul Huda is ambtenaar bij de European Commission Food Security in Bangladesh. Hij is afgestudeerd anglicist en sinds 1991 een gevorderd amateurfotograaf.

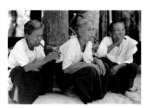

© 1998 Faisal M D Nurul Huda

Om hun hereniging na zes jaar te vieren, roken vrouwen – nichten van elkaar – uit de Marma-stam in Bangladesh traditionele, handgemaakte sigaren. De jongste vrouw heeft de sigaren speciaal voor deze gelegenheid gemaakt – als een traditioneel teken van vriendschap en liefde.

Nikon F3, 105 mm, Fuji Neopan SS/135, Belichting f5.6-1/125

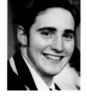

Kelvin Patrick Jubb
AUSTRALIË

Kelvin Jubb is expeditieklerk in Sydney. Hij heeft na de middelbare school een beroepsopleiding fotografie gevolgd. Aanvankelijk was zijn specialisatie landschap, maar toen hij een zoon kreeg raakte hij geïnteresseerd in het vastleggen van nieuw leven.

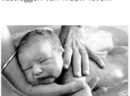

© 1999 Kelvin Patrick Jubb

Nog geen 24 uur is verstreken sinds de geboorte van deze baby. In een druk ziekenhuis in het Australische Penrith, wordt de baby door zijn moeder liefdevol voor de eerste keer in bad gedaan.

Pentax SF7, Macro 0.188-1 m, Ilford XP2 Super/135, Belichting geen gegevens

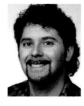

John Kaplan
USA

John Kaplan is universitair docent in Florida, waar hij fotografie en ontwerp doceert. Hij kreeg de Pulitzer Prize voor portretfotografie in 1992. In 1989 won hij de Robert F. Kennedy Award voor zijn fotografische verslagen over de misdeelden in de Verenigde Staten. In hetzelfde jaar werd hij uitgeroepen tot nationaal fotojournalist van het jaar.

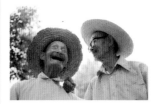

© 1998 John Kaplan

Dubbel geluk. Xia Yongqing, 84, en zijn neef Yang Ziyun, 82, lachen om een grapje. Foto genomen in het dorpje Nanyang in Sichuan, China.

Nikon F5, 35 mm, Fuji/135, Belichting f4-1/250

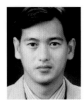

Sombut Ketkeaw
THAILAND

Sombut Ketkeaw is beroepsfotograaf in Phanatnikhom Chonburi in Thailand. Hij is hoofd van een studio met als specialisatie bruiloften, portret- en familiefoto's. Hij heeft ook een fotoarchief.
Sombut heeft deelgenomen aan diverse fototentoonstellingen in zijn vaderland.

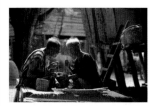

© 1999 Sombut Ketkeaw

Oom Yoo van 67 en oom Song van 72, ontspannen zich bij een pot 'uh' – een traditionele alcoholische drank – na een lange werkdag op het platteland van Nakornpanom.

Canon EOS 1N, 70-200 mm, Fuji Velvia/135, Belichting f5.6

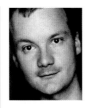

Lorenz Kienzle
DUITSLAND

Lorenz Kienzle werd in Duitsland geboren en begon als assistent van een modefotograaf. Daarna is hij fotografie gaan studeren aan de school van de Lette Verein in Berlijn, en sinds 1992 is hij freelance fotograaf.

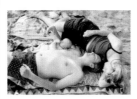

© 1999 Lorenz Kienzle

Een familie ligt ontspannen aan de Elbe. De drie maanden oude Jan drinkt op eigen houtje wat, terwijl zijn ouders een dutje doen na de picknick.

Nikon FM2, 35 mm, Agfa 100/135, Belichting f5.6-1/60

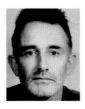

Thomas Patrick Kiernan
IERLAND

Thomas Patrick Kiernan werd in Ierland geboren en kreeg belangstelling voor fotografie nadat hij in New York tentoonstellingen van Cartier-Bresson en Kertesz had gezien. In de zomer-vakanties werkt Thomas in India en Egypte, waar hij veel fotografeert.

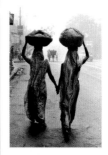

© 1996 Thomas Patrick Kiernan

Bevallig onder een zware lading. Twee Indiase vrouwen lopen – beiden met een lading groenten op het hoofd – naar de markt in Calcutta.

Olympus OM 1N, 1.8/50 mm, Kodak Tri-X 400/135, Belichting f11/16-1/250

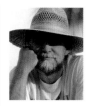

Jerry Koontz
VERENIGDE STATEN

Jerry Koontz is al een jaar of dertig fotograaf. HIj specialiseert zich met zijn bedrijf zowel in het fotograferen van kinderen, mensen en sommige landschappen, als van bruiloften en portretten.

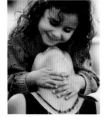

© 1997 Jerry Koontz

Liaza van twaalf en haar jongere zusje Adriana van zes, gefotografeerd bij het spelen op straat in een Mexicaans dorpje.

Nikon F5, Nikon 2.8/180 mm, Fuji Sensia/135, Belichting f4-1/125

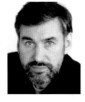

Dmitri Korobeinikov
RUSLAND

Dmitri Korobeinikov werd in Rusland geboren en werd fotocorrespondent nadat hij was afgestudeerd aan het Staatsinstituut voor cultureel werk in Kemerovo. In 1975 en 1985 werd hij onderscheiden als de beste internationale fotojournalist van InterPress Foto. Momenteel werkt Dmitri voor het Russische nieuwsagentschap Novosti in Moskou.

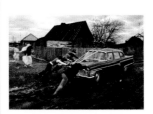

© 1989 Dmitri Korobeinikov

In het Russische dorp Gimenej verandert zware regen de weg in een modderpoel, net op de dag van de bruiloft van een jong stel. De bruidegom helpt de auto te duwen, terwijl de bruid probeert te schuilen voor het slechte weer.

Nikon FE2, 35 mm, Cbema 200/135, Belichting f5.6-1/125

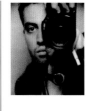

Slim Labidi
FRANKRIJK

Slim Labidi (beroepsnaam: SLim SFax) is sinds 1989 actief in de fotografie. Hij is in Tunis geboren, en woont vanaf zijn derde jaar in Lyon.

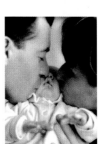

© 1996 SLim SFax

De eenjarige Malik is het middelpunt van belangstelling van zijn liefhebbende ouders, Cecile en Hafid, thuis in Villeurbaine gefotografeerd.

Minolta 7xi, 28–105 mm, Ilford Delta Pro/135, Belichting f3.5-1/125

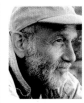

Al Lieberman
VERENIGDE STATEN

Al Lieberman groeide op in Chicago, Illinois, en was al vroeg geïnteresseerd in kunst. Hij studeerde af aan de kunstacademie in Chicago en geeft nu kunstgeschiedenis op een lagere school. Al's belangstelling voor fotografie begon in de jaren '60, toen hij de democratische conventie in Chicago vastlegde. Tegenwoordig zijn zijn foto's te zien in de permanente collectie van het Museum of Modern Art in New York en in het American Museum of the Smithsonian in Washington DC.

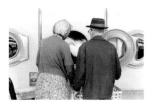

© Al Lieberman [jaartal onbekend]

Routine. Een ouder paar wacht geduldig tot de was droog is. Zij wonen in Sun City in Arizona, een gemeente van bejaarden in de Verenigde Staten.

Leica M3, 50 mm, Kodak Tri-X/135, Belichting f5.6-1/125

Kelley Loveridge
NIEUW-ZEELAND

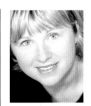

Kelley Loveridge werd in Nieuw-Zeeland geboren en begon op haar zeventiende fotografie te studeren. Ze heeft als portretfotograaf in Londen gewerkt. Kelley keerde daarna terug naar Nieuw-Zeeland, waar zij haar eigen bedrijf heeft in Auckland. Photography and Design.

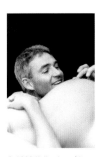

© 1999 Kelley Loveridge

Intiem moment voor Craig en Sandra in Auckland.

Nikon F90X, 2.8/80-200 mm, Kodak Tri-X/135, Belichting geen gegevens

Tzer Luck Lau
SINGAPORE

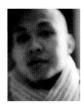

Tzer Luck Lau is al sinds 1986 bezig met fotografie. Na te zijn opgeleid tot graficus, heeft hij als fotograaf en assistent gewerkt. Hij maakt digitale beelden en grafische ontwerpen, en fotografeert nog steeds. Hij woont en werkt in Singapore.

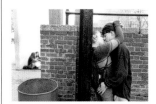

© 1998 Tzer Luck Lau

Als je tiener bent en in Manhattan woont, is intimiteit niet per se verbonden aan privacy. Deze twee jonge studenten gaan op in hun eigen hartstochtelijke wereld midden in een drukke straat in New York.

Leica R6, 35 mm, Kodak Tri-X/135, Belichting geen gegevens

Georgina Lucock
AUSTRALIË

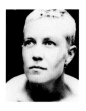

Georgina Lucock heeft haar opleiding als fotograaf gevolgd in Australië, en is in 1987 afgestudeerd. Sinds die tijd doet zij allerlei fotowerk, onder andere voor tijdschriften, voor architectenbureaus en voor ontwerpers.

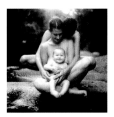

© 1999 Georgina Lucock

Een rustig ogenblik – ouders Kevin en Annette omhelzen hun tien maanden oude Jai op een fotosessie in Bellingen, Australië.

Mamiya TLR, C330 80 mm, Ilford FP4 Plus/120, Belichting f2.8/5.5-1/250

Simon Lynn
NIEUW-ZEELAND

Simon Lynn, in Nieuw-Zeeland geboren, heeft antropologie en oosterse geneeskunde gestudeerd. Daarna werd hij fotograaf. Simon heeft gewerkt voor bedrijven, als modefotograaf en voor tijdschriften, en is momenteel internationaal bekend als commercieel fotograaf.

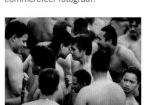

© Simon Lynn [jaartal onbekend]

Op de oevers van Lake Rotorua in Nieuw-Zeeland, zijn twee Maori-broers gewikkeld in een 'hongi' – het uitwisselen van adem als teken van begroeting. De groep maakt deel uit van een grote familie – ze zijn juist aan land gekomen na een kanorace ter gelegenheid van Waitangi Day, Nieuw-Zeelands nationale feestdag.

Canon EOS 5, 200 mm, Kodak T-max/135, Belichting f5.6-1/125

Richard Majchrzak
SOLOMONEILANDEN

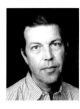

Richard Majchrzak werd in Heidelberg geboren en studeerde antropologie en filosofie in Göttingen en Berlijn. Hij heeft gewerkt als fotograaf, schrijver, reproductiefotograaf en opmaker. Hij heeft bijdragen geleverd aan de *Grüne Kraft*, heeft veel gereisd en woont momenteel in Honiara op de Solomoneilanden.

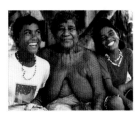

© 1996 Richard Majchrzak

Op dit familieportret zijn de traditionele tatoeages te zien van Ontong Java op de Solomoneilanden. Voordat de Kerk dit oude gebruik in de ban deed, tatoeëerden mannen en vrouwen hun lichamen, omdat het mooi was en status verleende.

Leica R3, 50 mm, Fujichrome/135, Belichting geen gegevens

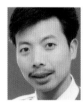

Jinjun Mao
CHINA

Jinjun Mao heeft fotografie gestudeerd terwijl hij in China op de militaire academie zat, en is fotojournalist geworden voor het tijdschrift van het Rode Leger, *Renmin Qianxian*. Eenmaal weer burger, werd hij beroepsfotograaf en lid van de Chinese fotografenvereniging. Hij heeft bijgedragen aan talloze publicaties en tentoonstellingen in en buiten zijn vaderland. Momenteel werkt Jinjun als fotograaf voor de Ah Mao fotostudio in Songyang.

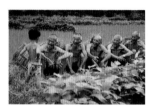

© 1998 Jinjun Mao

In Shuinan amuseren de grootvader en diens vrienden zich met de ondeugende capriolen van een vijfjarige bezoeker, zijn kleinzoon.

Canon AE1, 50 mm, Konika/135,
Belichting f5.6-1/125

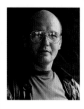

José Martí
CUBA

José Martí werd geboren in Havana, en is al ruim 30 jaar beroepsfotograaf. Zijn foto's zijn opgenomen in tentoonstellingen in galeries en in privé-collecties in Cuba, Duitsland, Spanje en Italië. José heeft ook veel nationale en internationale prijzen gewonnen.

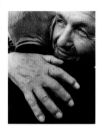

© 1999 José Martí

Een emotionele hereniging als Estevan Cortiza Rabina van 81 zijn 77-jarige broer Juan omhelst. Na vele jaren in moeilijke omstandigheden is Juan voor zijn oude dag teruggekeerd naar zijn geboorteland Cuba. Het is de eerste keer in 40 jaar dat de broers elkaar terugzien.

Nikon F3, 28 mm, Agfa APX 100/135, Belichting f8-1/30

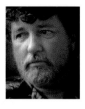

Tony McDonough
AUSTRALIË

Tony McDonough werd in het Engelse Liverpool geboren en emigreerde in de jaren '60 naar Australië. Hij heeft ruim twintig jaar voor kranten en tijdschriften gewerkt, en versloeg daarbij nieuws en sport.

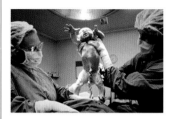

© 1996 Tony McDonough

Welkom op de wereld. Een vader legt de eerste ademtocht van zijn pasgeboren dochter Sophie vast. Zij werd geboren met de keizersnede in het ziekenhuis van het Australische Attadale.

Nikon F90X, 35–70 mm, Fuji 800/135,
Belichting f5.6-1/250

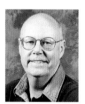

John McNamara
VERENIGDE STATEN

John McNamara heeft kunstgeschiedenis gestudeerd in San Francisco. Tegenwoordig is hij onafhankelijk fotojournalist. Zijn foto's hebben nationale en internationale prijzen gewonnen en hij kreeg een eervolle vermelding in de Best of Photography wedstrijd in 1999. Hij is de reclame-fotograaf voor de Special Olympics.

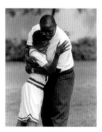

© 1999 John McNamara

De Special Olympics in het Californische Union City. Vader Daryl geeft zijn zoontje JR een knuffel vol liefde en trots als hij klaar is met zijn onderdeel.

Canon EOS 1, 2.8/300 mm, Ilford HP5 Plus/135,
Belichting 1/1000

Darien Mejía-Olivares
VERENIGDE STATEN

Darien Mejía-Olivares werd in Mexico geboren en verhuisde in 1996 naar New York, werd enthousiast fotografe, studeerde aan de New York University en aan de kunstacademie. Darien deed in 1998 mee aan de fotowedstrijd van Photographers Forum.

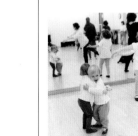

© 1998 Darien Mejía-Olivares

Danspartners. De tweejarige peuters Harry en Margaret betreden de dansvloer in New York, en kunnen het niet laten elkaar even te knuffelen.

Minolta Maxxum 7000 AF, 50 mm, Kodak T-max 400/135,
Belichting geen gegevens

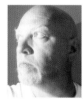

J D Nielsen
VERENIGDE STATEN

J. D. Nielsen werd in Californië geboren, en diende 21 jaar bij de marine. In die tijd reisde hij naar Europa, Azië en Midden-Amerika. Hij studeert op dit moment voor persfotograaf en hoopt op een carrière in de fotografie.

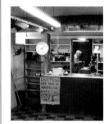

© 1999 J D Nielsen

Joes speciale relatie met zijn vrouw is duidelijk te zien voor bezoekers van zijn schoenmakerij in het Californische Covina.

Nikon F2, 55 mm, Kodak T-max 400/135,
Belichting geen gegevens

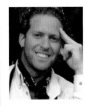

Ricardo Ordóñez
CANADA

Ricardo Ordóñez werd in Ottawa geboren. Hij heeft een tijd op de Antillen en in Zuid-Amerika gewoond. Als autodidact fotograaf heeft hij ruim dertien jaar gewerkt voor veel verschillende klanten. Zijn bedrijf heet PhotoSure.com. Zijn werk als fotograaf is internationaal in de media verschenen.

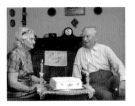

© 1990 Ricardo Ordóñez/PhotoSure.com

De 60e huwelijksdag. Liefde, eerbied en zes decennia huwelijk binden man en vrouw Henri en Violet Mayoux. Ze kijken elkaar veelbetekend aan als zij op het punt staan hun verjaardagstaart aan te snijden in Ontario.

Nikon F4S, 2.8/35–70 mm,
Kodak Ektachrome/135, Belichting f4-1/60

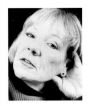

Jacqueline Parker
ENGELAND

Jacqueline Parker is beroepsfotograaf. Momenteel studeert zij illustratie en industriële vormgeving aan de Brighton University in Engeland.

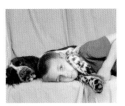

© 1999 Jacqueline Parker

De beste vrienden. Onafscheidelijk sinds zijn prille jeugd, Christopher van zeven en zijn hond Billy, die net iets ondeugends hebben uitgehaald.

Bronica SQA, 80 mm, Kodak T-max/120, Belichting f11-1/250

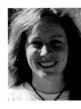

Rachel Pfotenhauer
VERENIGDE STATEN

Rachel Pfotenhauer woont in Colorado en fotografeert al acht jaar. Zij heeft zich vooral gespecialiseerd in documentair werk en doet daarnaast ook commerciële opdrachten. Verder schrijft ze, en haar teksten met foto's zijn verschenen in diverse tijdschriften, kranten en boeken.

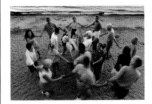

© Rachel Pfotenhauer

Viering in de kring. Jean en Paul, omgeven door hun familie, vieren hun vijftigste trouwdag in Lake Tahoe, in Californië. Hun kinderen en kleinkinderen, die voor deze speciale gelegenheid verenigd zijn, dansen in kringen rond het vergulde paar.

Zie ook pagina 142.

Nikon N90, 35–80 mm, Kodak/135,
Belichting f4-1/15

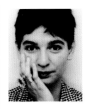

Cristina Piza
DUITSLAND

Cristina Piza werd in Costa Rica geboren en heeft in Engeland en Duitsland gewerkt. De laatste tijd concentreert zij zich op Cuba en de bevolking van het eiland, hetgeen talloze exposities en prijzen tot gevolg heeft.

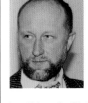

© 1998 Cristina Piza

De muzikanten Ruben en Ibrahin – oude vrienden van elkaar – vieren het uitkomen van hun nieuwe cd in een café in Madrid.

Zie ook pagina 142.

Hasselblad 500C, 80 mm, Kodak/120, Belichting geen gegevens

Linda Pottage – zie pagina 142

Romualdas Požerskis
LITOUWEN

Romualdas Požerskis studeerde aan het polytechnisch instituut van Kaunas, om daarna te gaan werken bij de Litouwse vereniging voor kunstfotografie. Sinds 1980 is hij freelance fotograaf, terwijl hij aan de universiteit geschiedenis en esthetica van de fotografie doceert. Romualdas won in 1991 de Litouwse nationale prijs voor cultureel werk en werd in 1994 toegelaten tot de International Federation of Photographic Art.

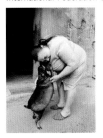

© 1981 Romualdas Požerskis

Een enthousiaste begroeting voor een Litouwse vrouw op straat in de binnenstad van Kaunas.

Minolta xD-11, 24 mm, Svema 400/135, Belichting f8-1/250

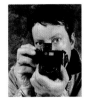

Duane Prentice
CANADA

Duane Prentice begon zijn carrière in 1987 in El Salvador. Hij heeft diverse opdrachten gehad over de hele wereld, werkte met Artsen zonder Grenzen en de Orbis Internation, een organisatie van 'vliegende oogartsen'. Duane's werk is in diverse internationale publicaties verschenen, waaronder *Life*.

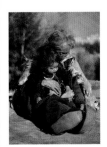

© 1983 Duane Prentice

Generaties verwijderd maar verbonden door familieliefde. Dolma en haar achter-kleindochter zitten samen tevreden op het dak van hun huis in Ladakh, Noord-India.

Canon A1, 105 mm, Agfa Scala slide/135,
Belichting f11-1/125

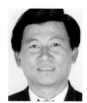

Minh Qúy
VIETNAM

Minh Qúy heeft in Vietnam gestudeerd. Hij werkt als beroepsfotograaf en heeft sinds 1987 zijn eigen studio in Saigon.

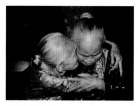

© 1991 Minh Qúy

Een hartelijke omhelzing van twee zusters, beide de 80 voorbij, in de provincie Binh Duöng.

Nikon FM2, 35-135 mm, Konica/135,
Belichting f5.6-1/60

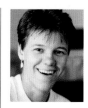

Gabi Reichert
DUITSLAND

Gabi Reichert is moeder van drie kinderen. Ze is al bijna twintig jaar een gevorderd amateurfotograaf.

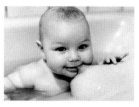

© 1999 Gabi Reichert

Bubenheim. De acht maanden oude Amy Sophia is in de wolken als zij samen met haar fotograferende moeder Gabi in bad gaat.

Contax AX, 85 mm, Fuji Neopan 1600/135,

Belichting f2.8-1/60

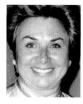

Malie Rich-Griffith
VERENIGDE STATEN

Malie Rich-Griffith woont in Kailua op Hawaii. Tijdens een reis naar Oost-Afrika, in 1994, raakte zij geïnteresseerd in fotografie en sinds die tijd heeft ze veel gereisd om te kunnen fotograferen.

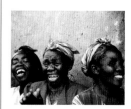

© 1997 Malie Rich-Griffith

Lachen werkt aanstekelijk onder drie vriendinnen in het Oegandese dorp Mgahinga.

Canon EOS 1N, 28-135 mm, Kodak E100S/135,

Belichting f5.6-1/125

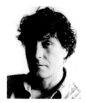

Guus Rijven
NEDERLAND

Guus Rijven studeerde architectuur en grafiek in zijn geboorteland Nederland en werkt nu als freelance fotograaf en ontwerper. Zijn werk is tentoongesteld in New York, Jakarta, Tokyo en Vancouver, en ook in Nederland. Guus doceert aan de Koninklijke Academie voor Beeldende Kunsten in Den Haag.

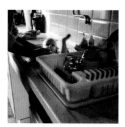

© 1995 Guus Rijven

Vakantie in het Franse La Romagne. Het is koud, er moet hout in de kachel en er is net genoeg heet water om af te wassen. De vier maanden oude Jarón vindt het prima om samen met de potten en de pannen te worden gewassen.

Rolleiflex 3.5, 75 mm, Kodak Tri-X/120,
Belichting geen gegevens

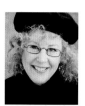

Deborah Roundtree
VERENIGDE STATEN

Deborah Roundtree heeft haar opleiding genoten aan de tekenschool in Pasadena en aan de kunstacademie in San Francisco. Zij is reclamefotografe. Deborah's werk is te zien in de vaste collectie van de Library of Congress en ook in diverse privé-collecties.

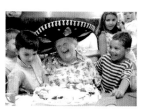

© 1999 Deborah Roundtree

Surprise party. Een grootmoeder geniet van het gezelschap van haar kleinkinderen bij het vieren van haar 85e verjaardag in Yakima, Washington.

Geen technische gegevens

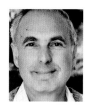

Sefton Samuels
ENGELAND

Sefton Samuels werd opgeleid in de textielbranche en ontwikkelde daar zijn hartstocht voor de fotografie, waarna hij lid werd van de Royal Photographic Society. Toen de werkgelegenheid in de textiel afnam, werd hij freelance fotograaf. Hij heeft gewerkt voor de BBC, ITN en Granada en legde een eigen fotoarchief aan.

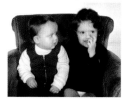

© 1978 Sefton Samuels

Familiefoto in Altrincham in het Engelse Cheshire, waarbij de eenjarige Philip niet erg onder de indruk lijkt van het gedrag van zijn oudere zusje Alice.

Rolleicord VA, 75 mm, Ilford HP4/120,
Belichting f5.6-1/60

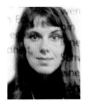

Gundula Schulze-Eldowy
DUITSLAND

Gundula Schulze-Eldowy werd in Oost-Duitsland geboren en studeerde fotografie in Leipzig. Ze is sinds 1985 freelance fotograaf en heeft in Duitsland, Egypte en de Verenigde Staten gewoond. Gundula's werk heeft op tentoonstellingen in Europa, Azië en Amerika gehangen. Ook zijn haar foto's verkocht aan het Museum of Modern Art in New York en de Bibliothèque Nationale in Parijs.

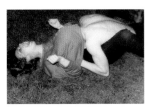

© 1987 Gundula Schulze-Eldowy

Fotografe Gundula Schulze-Eldowy moet wel lachen als haar vriend Stephen haar kietelt. Ze heeft de zelfontspanner gebruikt om dit spontane zelfportret in een park vlakbij huis in het Berlijnse Pankow te schieten.

Nikon FE, 50 mm, Orwo-NP 20/135,
Belichting geen gegevens

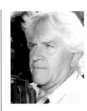

Josef Sekal
TSJECHIË

Josef Sekal woont in Praag. Hij werd in 1970 beroepsfotograaf toen hij de International Phototechnik Competition in München had gewonnen. Sinds die tijd zijn zijn architectuur- en landschapsfoto's verschenen in boeken, kalenders en op ansichtkaarten. Josef, nu met pensioen, blijft de wereld afreizen op zoek naar goede foto's.

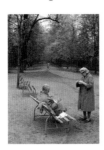

© 1974 Josef Sekal

Buitenwerk. Een ouder echtpaar is bezig wol te winden op een bank in een park in Praag. Weer eens wat anders dan op de sofa thuis.

Linhof Super Technika IV, 95 mm, Agfachrome/4"x5",
Belichting f8-1/30

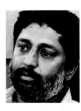

Aranya Sen
INDIA

Aranya Sen werd in Calcutta geboren. Na zijn studie journalistiek werd hij freelance persfotograaf voor een aantal kranten, het tijdschrift *Soviet Land* en het Russische nieuwsagentschap Novosti. Tegenwoordig werkt Aranya voor de krant *Kalantar* in Calcutta.

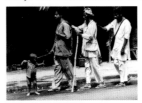

© 1999 Aranya Sen

De helpende hand. Het zesjarige straatjochie Babloo steekt zijn handje op om een wagen tegen te houden, want hij helpt drie blinde vrienden de weg oversteken, om naar school te gaan in Calcutta.

Nikon 801S, 80-200 mm, Nova/135, Belichting f11.5-1/125

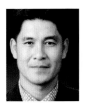

Pisit Senanunsakul
THAILAND

Pisit Senanunsakul is beroepsfotograaf in Thailand. Hij is directeur van een studio die zich toelegt op bruiloften, portretten en diverse diensten.

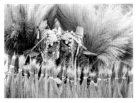

© 1999 Pisit Senanunsakul

Twee oudere vriendinnen maken een grapje op weg naar het dagelijks werk in Chiang Rai. Ze drogen een grassoort waarvan bezems worden gemaakt.

Canon EOS 1, 70-200 mm, Fuji ISO 50/135, Belichting f8

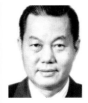

Yew Fatt Siew
MALEISIË

Yew Fatt Siew woont in Kuala Lumpur en is altijd al geïnteresseerd geweest in fotografie. Hij is nu gedeeltelijk met pensioen en doet nog wat aan projectontwikkeling. Als hij in China is fotografeert hij daar graag het volk en de stad in zijn vrije tijd.

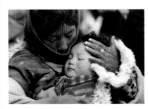

© 1994 Yew Fatt Siew

Een boeddhistisch festival in het lamaklooster Labuleng in Gansu. In de vrieskou biedt de omhelzing van een Tibetaanse moeder bescherming en warmte.

Nikon F4S, 4.5/70-300 mm, Fuji RVP/135,

Belichting f8-1/125

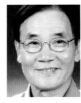

John Siu
AUSTRALIË

John Siu is fotograaf met 40-jarige ervaring. Hij woont in Killara, in New South Wales, waar hij zich spe-cialiseert in portretten en groepsfoto's voor toeristen. John is voorzitter van de Vereniging van Chinese fotografen in Australië, en lid van de Australische fotografenvereniging in Hongkong.

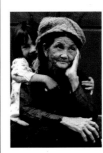

© 1998 John Siu

Op straat in Vietnam. De intense uitgelatenheid van een kind en de warme, geduldige glimlach van haar grootmoeder geven een beeld van een liefdevolle relatie die de generaties overbrugt.

Leica R8, 28-70 mm, Fuji/135,
Belichting 1/200

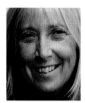

Linda Sole
ENGELAND

Linda Sole is freelance fotograaf in Zuidoost Londen. Ze is gespecialiseerd in reportages en haar werk werd gepubliceerd in diverse tijdschriften en boeken. Linda won in 1993 de wedstrijd 'Big City' van Channel 4 en de *Evening Standard*, en in 1997 eveneens een prijs in de Image Bank Campaign. Zij doet mee aan het Independent Photography Project.

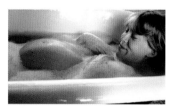

© 1999 Linda Sole

Toen haar dochter Judith zwanger werd, besloot de Engelse fotograaf Linda Sole dit tot haar volgende project te verheffen. Judith neemt een bad op een hete zomerdag in het Londense Woolwich. Twee maanden later werd haar dochter Rose geboren.

Leica M6, 28 mm, Kodak Tri-X 400/135, Belichting f5.6-1/60

Fredé Spencer
DENEMARKEN

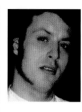

Fredé Spencer werd geboren in Denemarken en studeerde fotografie aan de Nottingham Trent University in Engeland. Hij heeft zich daarbij gespecialiseerd op onderwaterfotografie en heeft van dit specialisme zijn carrière gemaakt.

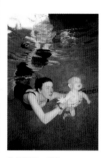

© 1999 Fredé Spencer

Waterbaby. Onderwaterzwemmen is voor baby Louis vanzelfsprekend. Hij en zijn moeder Dimiti doen mee aan een zwemles in Londen.

Nikon 6006, 28 mm, Kodak GPX 160/135,

Belichting f8-1/125

Shaun Van Steyn
VERENIGDE STATEN

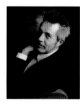

Shaun Van Steyn werd in Engeland geboren en studeerde fotografie aan de Corcoran School of Art in Washington. Zijn werk is verschenen in de *Washington Post, People, American Heritage* en *Time*.

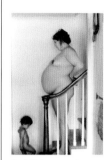

© 1980 Shaun Van Steyn

De laatste stappen naar moederschap, vastgelegd in Fairfax, Virginia. De aanstaande moeder Carol heeft nog een dag te gaan en haar tweejarige zoon Simon verheugt zich op het nieuwe gezinslid.

Nikon Nimormat, 50 mm, Kodak/135, Belichting f5.6-1/125

Guy Stubbs – zie pagina 143

Sam Tanner – zie pagina 143

Tran Cong Thanh
VIETNAM

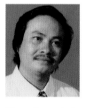

Tran Cong Thanh werd in Vietnam geboren en is sinds 1983 beroepsfotograaf. In 1999 won hij de tweede prijs in de wedstrijd voor fotografen met als onderwerp het milieu van de provincie Binh Thuan.

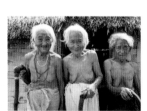

© 1998 Tran Cong Thanh

Goede buren. Drie Vietnamese vrouwen, die al ruim een halve eeuw bevriend zijn, bezoeken elkaar elke ochtend, in hun bergdorp in de provincie Binh Thuan.

Nikon Nikkormat, 28-70 mm, Kodak Gold/135, Belichting f8

Peter Thomann
DUITSLAND

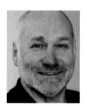

Peter Thomann werd in Berlijn geboren en studeerde fotografie aan de Folkwang Schule. Sedert 1968 is hij vast verbonden aan *Stern*. Hij heeft diverse prijzen gewonnen, waaronder de World Press Photo in 1963, 1964 en 1982. Peter kreeg in 1993 de Kodak Photobook Award voor zijn boek *Horses in Black and White Photographs*.

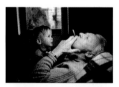

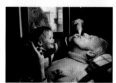

© 1975 Peter Thomann

Tijdens een bezoek aan zijn grootouders in het Duitse Emmendingen, wordt de tweejarige Julian gefascineerd door de sigarenrook van grootvader Ernst.

Nikon F3, 35 mm, Kodak Tri-X/135, Exp. 1/30

Luca Trovato
VERENIGDE STATEN

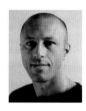

Luca Trovato werd in het Italiaanse Alessandria geboren. Zijn middelbare school doorliep hij in Venezuela, daarna verhuisde hij naar Californië om in Santa Barbara fotografie te studeren. Luca is thans een freelance fotograaf in New York.

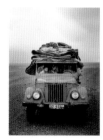

© 1998 Luca Trovato

De Gobiwoestijn in Mongolië. Een gestrande nomadenfamilie zit met al hun bezittingen ontspannen te wachten op hulp.

Pentax 6x7, 2.8/90 mm, Fuji 160 NPS/120,

Belichting f5.6-1/60

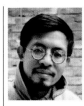

Dô~ Anh Tuân
VIETNAM

Dô~ Anh Tuân is sinds 1991 fotograaf en daarnaast musicus en schilder. Hij is lid van diverse Vietnamese beroepsorganisaties.

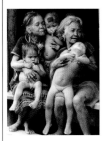

© 1997 Dô~ Anh Tuân

Grootmoeder en kleinkinderen. Een intieme familiereünie voor de paalwoning in de hooglanden van Quang Nam, in Vietnam.

Nikon F3HP, 2.8/100 mm, Ilford HP5/135, Belichting f8-1/30

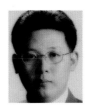

King Tuang Wong
MALEISIË

King Tuang Wong werkt als verkoper in Sarawak in Maleisië. Hij is een enthousiaste amateur en voor zijn werk moet hij veel op reis, wat hem de gelegenheid geeft om te fotograferen. Hij is secretaris van de fotografenvereniging van Sibu op Sarawak.

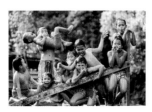

© 1999 King Tuang Wong

In Rumah Bilar in het Maleisische Sibu brengen jonge vrienden een avond met elkaar door. Ze vermaken zich kostelijk bij de rivier.

Nikon F90, 2.8/80-200 mm, Kodak/135, Belichting f4-1/250

WINNAAR VAN DE CATEGORIE "VRIENDSCHAP" IN DE M.I.L.K.-FOTOWEDSTRIJD.

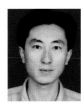

Tong Wang
CHINA

Tong Wang werd geboren in Jilin en woont nu in Ping Ding Shan in Henan. Hij is in 1989 gaan fotograferen en heeft zich vanaf 1992 gespecialiseerd. Zijn foto's zijn verschenen in tijdschriften als *Dili Zhishi* en *Henan Huabao*.

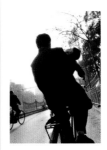

© 1998 Tong Wang

Een vader met zijn slapende kind op de fiets in Zhengzhou.

Nikon F601, 28 mm, Kodak T-max 400/135, Belichting geen gegevens

Terry Winn
NIEUW-ZEELAND

Terry Winn is al sinds 1979 werkzaam in de fotografie in Auckland. Hij en zijn vrouw hebben een studio voor portretfotografie, waar ook voor boeken, kalenders en ansichtkaarten wordt gewerkt. Terry is lid van het New Zealand Institute of Professional Photographers.

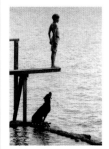

© 1993 Terry Winn

Je beste vriend. De negenjarige Jonathan maakt zich op om te duiken in Auckland. Zijn hond Harry blijft niet achter.

Hasselblad CM, 150 mm, Kodak Plus-X/120, Belichting f8-1/125

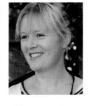

Jane Wyles
NIEUW-ZEELAND

Jane Wyles studeerde fotografie aan de polytechnische school van Christchurch. Zij heeft zich gespecialiseerd in zwart-witfoto's, en in menselijke relaties. Thans is zij freelance fotografe in Christchurch.

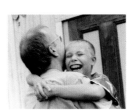

© 1999 Jane Wyles

Lachen werkt aanstekelijk voor vader en zoon Drew en James, die elkaar vol aanhankelijkheid omhelzen in Christchurch.

Nikon F90X, 50 mm, Kodak T400 CN/135, Belichting f5.6-1/125

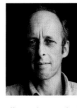

Nigel Yates
NIEUW-ZEELAND

Nigel Yates werd in Bradford geboren en emigreerde met zijn familie naar Nieuw-Zeeland. In 1976 begon zijn fotografische carrière, met zijn werk voor de Otago Daily Times. Nigel heeft vervolgens voor een aantal kranten, tijdschriften en ook voor theaters gewerkt. Tevens heeft hij een fotoboek gepubliceerd over Dunedin in Nieuw-Zeeland.

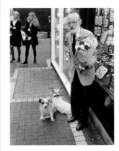

© 1995 Nigel Yates

Een verlegen glimlach van een oude romanticus als hij en zijn twee vriendjes uitkijken naar hun afspraak voor een juwelier in Dublin.

Leica M2, 2/35 mm, Kodak Tri-X/135, Belichting f8-1/125

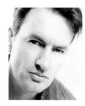

Simon Young
NIEUW-ZEELAND

Simon Young heeft fotografie gestudeerd aan de kunstacademie in Nieuw-Zeeland. Momenteel woont hij in Auckland en werkt hij als freelance fotograaf, met name voor tijdschriften.

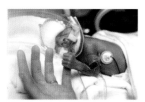

© 1999 Simon Young

In een ziekenhuis in Auckland grijpt een baby de vinger van zijn moeder. Dit is de eerste band tussen de moeder en haar vier dagen oude zoontje, na zijn premature geboorte.

Nikon F90, 55 mm, Kodak T400 CN/135,
Belichting geen gegevens

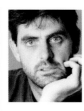

Wilfred Van Zyl
ZUID-AFRIKA

Wilfred van Zyl studeerde fotografie aan het Port Elizabeth Technikon in Zuid-Afrika. Daarna werkte hij zes jaar als beroepsfotograaf. Tegenwoordig heeft hij zijn eigen fotowinkel in Oost-Londen, Zuid-Afrika.

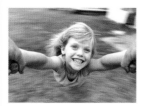

© 1998 Wilfred Van Zyl

De zes jaar oude Marcelle houdt haar vader – de fotograaf – stevig vast, als hij haar ronddraait. Voor het effect heeft Wilfred de camera op zijn borst gebonden en de zelfontspanner gebruikt om de verrukte glimlach van zijn dochter vast te leggen op het moment dat hij haar door de lucht slingert. De weerspiegeling van de fotograaf is zichtbaar in de ogen van het meisje.

Canon T90, 2.8/24 mm, Agfapan APX 100/135,
Belichting f11-1/30

De foto's hieronder behoren niet tot de originele M.I.L.K.-collectie, zoals geselecteerd door Elliott Erwitt. Wij hebben deze foto's met toestemming van de onderstaande fotografen opgenomen.

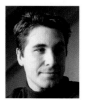

James Fassinger
VERENIGDE STATEN

James Fassinger heeft het vak bij diverse kranten in Amerika geleerd. Vervolgens reisde hij af naar Praag en werd daar de fotoredacteur voor de eerste Engelstalige krant van Tsjechië, *Prognosis*. Tegenwoordig woont hij in Praag en werkt hij als freelancer door heel Europa.

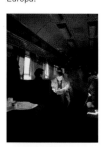

© James Fassinger

In Transylvanië, Roemenië schijnt het namiddag zonnetje door de dikke rook in de restauratiewagon van een trein van Sighisoara naar Boekarest.

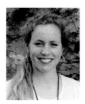

Rachel Pfotenhauer
VERENIGDE STATEN

Cole Baranowski is nieuwsgierig naar wat er in zijn vaders koffiekopje zit. De foto is genomen in Dolores, Colorado, Verenigde Staten.
Voor de biografie, zie pagina 137.

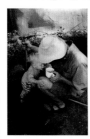

© Rachel Pfotenhauer

Cristina Piza
DUITSLAND

© Cristina Piza

De zangeres, Caridat Hierrezuelo, en haar muzikanten treden op in het Literaturen Café in München, Duitsland in 1999.

Voor de biografie, zie pagina 137.

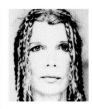

Linda Pottage
AUSTRALIË

Linda Pottage woont het Australische Victoria. Na haar carrière begonnen te zijn als schrijfster, ontwierp zij haar eigen kledingmerk en werkte als stiliste voor fotografen. Haar belangstelling voor fotografie werd daarbij gewekt, en Linda is nu fotografe, gespecialiseerd in portretfotografie. Ze heeft enkele prijzen gewonnen en geëxposeerd in Melbourne.

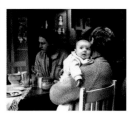

© Linda Pottage

Billie Jade, drie maanden oud, rust op haar grootmoeders schouder op de zeventigste verjaardag van haar oudtante.

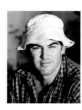

Guy Stubbs
ZUID-AFRIKA

Guy Stubbs, nu een internationaal bekende fotograaf, heeft gedurende 5 jaar in Zuid-Afrika een opgeleiding gevolgd. Veel van zijn werk gaat over Zuid-Afrika, waar hij de hoop en verwachting van het volk vastlegt. Hij heeft ook in India gewerkt, waar hij in achtergebleven gebieden waterprojecten fotografeerde.

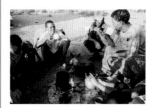

© Guy Stubbs

Geheel volgens hun traditie, zit de familie Kruiper terwijl zij koken rond het vuur verhalen te vertellen en bij te praten.

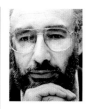

Sam Tanner
ENGELAND

Sam Tanner was beeldhouwer voordat hij twaalf jaar geleden besloot al zijn tijd aan fotografie te besteden. Hij doet vooral documentair werk in Engeland, onder andere voor het ministerie van volksgezondheid, over het werk in de zorgsector, en het leven in de joodse gemeenschap van Oost-Londen. In 1999 won Sam de eerste prijs in de beroepscategorie van de *Independent on Sunday*.

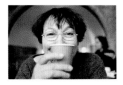

© Sam Tanner

Een vrouw geniet van haar eerste kop koffie van die dag in Londen, Groot-Brittanië.

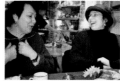

© Sam Tanner

Oude vrienden praten bij onder het genot van een kopje thee.

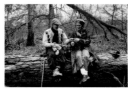

© Sam Tanner

Twee wandelaars genieten van een picknick in Surrey, Groot-Brittanië.

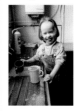

© Sam Tanner

In een buurthuis in Port Sunlight, Groot-Brittanië, ontfermt een jonge vrijwilliger zich over de afwas.

DANKBETUIGING

De volgende personen, bedrijven en organisaties leverden een bijzondere bijdrage aan de ontwikkeling van M.I.L.K.
Ruth Hamilton, Ruth-Anna Hobday, Claudia Hood, Nicola Henderson, Liz McRae, Brian Ross, Don Neely, Kai Brethouwer, Vicki Smith, Rebecca Swan, Bound to Last, Designworks, Image Centre Limited, Logan Brewer Production Design Limited, KPMG Legal, Lowe Lintas & Partners, Midas Printing Group Limited, MTA Arts for Transit, Print Management Consultants, Sauvage Design en Mary-Ann Lewis.

Bijzondere dank gaat ook uit naar:
David Baldock, Julika Batten, Anne Bayin, Sue Bidwill, Janet Blackwell, John Blackwell, Susanna Blackwell, Sandra Bloodworth, Sonia Carroll, Mona Chen, Patrick Cox, Michael Fleck, Lisa Highton, Anne Hoy, C K Lau, Liz Meyers, James Mora, Paddianne Neely, Grant Nola, Ricardo Ordóñez, Kim Phuc, Chris Pitt, Tanya Robertson, Margaret Sinclair, Marlis Teubner, Nicki White.

De uitgever heeft ernaar gestreefd de rechten op de teksten naar behoren te regelen. Wie desondanks meent aanspraak te kunnen maken op rechten en/of honorering, gelieve zich in verbinding te stellen met de uitgever.

Juryvoorzitter Elliott Erwitt

Ontwerp Kylie Nicholls

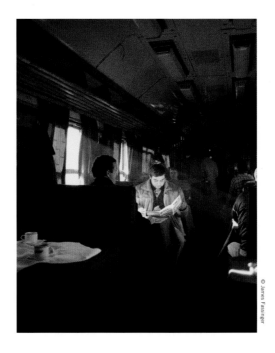

© James Fassinger

M·I·L·K™

Vormgeving omslag: Geert Gratama
Nederlandse vertaling: Hans van Cuijlenborg
Oorspronkelijke titel: *Moments of pure enjoyment*

ISBN 90 269 2666 9

NUR 652/740/350